U0094343

辨经
治方

脾胃病

张沁园 主编

山东科学技术出版社

·济南·

图书在版编目（CIP）数据

经方辨治脾胃病/张沁园主编 . —— 济南：山东科
学技术出版社 , 2024.1
ISBN 978-7-5723-1954-9

Ⅰ . ①经…　Ⅱ . ①张…　Ⅲ . ①脾胃病－辨证论
治　Ⅳ . ① R256.3

中国国家版本馆 CIP 数据核字 (2024) 第 018525 号

经方辨治脾胃病
JINGFANG BIANZHI PIWEI BING

责任编辑：马　祥
装帧设计：李晨溪

主管单位：山东出版传媒股份有限公司
出　版　者：山东科学技术出版社
　　　　　　地址：济南市市中区舜耕路 517 号
　　　　　　邮编：250003　电话：（0531）82098088
　　　　　　网址：www.lkj.com.cn
　　　　　　电子邮件：sdkj@sdcbcm.com
发　行　者：山东科学技术出版社
　　　　　　地址：济南市市中区舜耕路 517 号
　　　　　　邮编：250003　电话：（0531）82098067
印　刷　者：东营华泰印务有限公司
　　　　　　地址：山东省东营市华泰工业园
　　　　　　邮编：257335　电话：（0546）6441693

规格：32 开（143 mm×210 mm）
印张：6　字数：135 千　印数：1~2 000
版次：2024 年 1 月第 1 版　印次：2024 年 1 月第 1 次印刷
定价：48.00 元

　　1800 余年前诞生的临床中医学经典《伤寒杂病论》开启了"伤寒学"研究的大门，历经时代更迭产生了不同的流派。自古以来，齐鲁大地研究传承"伤寒学"的名家辈出，从第一位整理仲景遗作使之得以保存、流传的晋代医家王叔和，到第一位逐条注释《伤寒论》，完成《注解伤寒论》《伤寒明理论》的金元名家成无己，到清代弃儒从医的医学大家黄元御，齐鲁医家严谨钻研的治学态度，为伤寒学派的形成发展贡献了力量，并逐渐形成具有孔孟之乡地域特点的齐鲁伤寒流派。

　　齐鲁伤寒流派创始人之一李克绍先生对《伤寒论》的研究颇有建树。先生的《伤寒论》研究著作等身，其中《胃肠病漫话》内容广而博，说理简而明，用药轻而活，举一反三，匠心独运，是李克绍先生脾胃病辨治的重要学术经验总结。本书参考前贤论治脾胃病的有益实践，结合齐鲁伤寒流派专家队伍的治疗经验，旨在拓展临证经方辨治脾胃病的思路，首选经方辨治，或兼用时方，诠理释用，力求分病罗立，详而不蔓，突出临床实用目的。

本书以中医病证为纲，共 21 个病证，每个病证分为概述、现代医学认识及治疗、经方辨治、验方、其他疗法五部分。

《伤寒》愈读愈有味，经方愈用愈神奇。此本小册，献己一得之愚，以就正于贤达。

山东中医药大学　张沁园

2024 年 1 月

目 录 CONTENTS

目

录

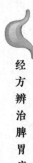

口中异味

【概述】

本病证是以患者自觉口中有异味为主，由脏腑之气偏盛或偏衰，而致脏腑失和之气上溢于口所形成。口味异常的病证临床范围非常广泛，常有口甜、口酸、口苦、口咸、口淡、口涩、口辣、口腻等，嗅觉的香、臭、血腥气味等同样属于本证的范畴。

常见病因大抵分为五类：感受外邪、饮食所伤、情志过极、劳倦过度和久病或大病瘥后。病机同样有虚实之分，虚常为气虚、阴虚、阳虚；实则有食滞、痰停、湿阻、热郁。其病位在心、脾、胃，而与肝、胆、肺、肾、肠密切相关。

【现代医学认识及治疗】

现代医学将口味异常区分为味觉缺乏、味觉减退、味觉障碍三种类型。严重烧伤、各种重病及手术后的患者，大多会觉得食物无味；甲状腺功能减退、维生素缺乏症等的患者味觉功能会下降；糖尿病患者时有口甜，酮症酸中毒时呼气有烂苹果香味，胆道疾病时常感觉口苦，消化性溃疡患者易发生口酸，尿毒症患者或胃部疾病的幽门螺杆菌感染者有口臭，颌下腺炎患者会发生口咸。

现代医学治疗一般从两个方面下手：首先是一般治疗，在生活中应防治相结合，注意个人口腔卫生；饮食规律，防止消化不良；治疗产生口味异常的局部致病因素。其次是原发病治疗，当出现口味异常症状时，积极寻找病因，治疗原发病，从而达到根治或减轻口味的目的。

【经方辨治】

口味异常的辨证，应当辨明发病的脏腑以及证候的虚实。例如口臭，其病位主要在脾胃，与肺、肝、肠密切相关，应根据病史和临床表现等加以识别；同时辨清证候的虚实，外邪所犯，食滞内停，痰湿中阻，湿热内蕴，气机失调等所致皆为实证。脾胃气虚，无力运化，或胃阴不足，虚火上炎所致则为虚证，同时应分清实热、虚热、阴虚、阳虚的不同。治疗口味异常的时候，需要针对各种口味异常的病因病位、证候虚实及病情轻重而予以治疗，标本同治才能提高临床疗效。

通过临床总结，分类经方辨治如下。

一、口酸

口酸是指自觉口中有酸味，但并无酸水泛出。多与肝、脾、胃病变有关。中医学认为，"肝热则口酸""脾胃气弱，木乘土位而口酸"，所以口酸以脾虚肝火偏旺者居多。

（一）肝经郁热

【主证】口酸味冲鼻，神情抑郁，心情低落，性急易怒，或头昏胀痛，面红目赤，或两胁胀满，大便秘结，小便短赤。舌红苔黄，脉弦或数。

【病机】肝气郁结，化火上冲。

【治法】清泄肝火，解郁和中。

【方药】四逆散加减。炙甘草 4.5 g，当归 9 g，茯苓 9 g，枳壳 12 g，白芍 9 g，白术 9 g，柴胡 9 g，黄连 6 g，吴茱萸 1 g，青皮 6 g，陈皮 10 g，薄荷（后下）3 g。

本方由四逆散减枳实，合左金丸，加当归、茯苓、白术、枳壳、青陈皮等药所构成。以柴胡疏肝解郁；黄连清肝火；吴茱萸辛开肝郁；青皮、陈皮、薄荷疏肝理气；白芍敛阴，养血柔肝；当归补血滋阴；白术、茯苓、炙甘草益脾和中。

脘胁胀痛甚者，加香附；烦躁，头昏不眠者，加栀子、半夏。

（二）土虚木乘

【主证】口中自觉有酸味，胃脘隐隐作痛，得食可缓，纳差，便溏，胸胁胀而善太息。舌淡红，舌苔薄白或黄，脉弦细而缓。

【病机】脾胃虚弱，肝气乘侮。

【治法】泻肝和胃，温中健脾。

【方药】理中汤加减。炙甘草 6 g，党参 12 g，白术 10 g，茯苓 10 g，木香 6 g，砂仁 4 g，陈皮 6 g，半夏 10 g，海螵蛸 12 g，黄连 3 g，吴茱萸 1 g。

本方由理中汤减干姜，加茯苓、木香、砂仁等药所构成。以党参、白术、茯苓、炙甘草益气健脾，补虚助阳；木香、砂仁、陈皮理气健脾；黄连清肝热；半夏、吴茱萸行气解郁；海螵蛸制酸止痛。

畏寒乏力者，加黄芪、桂枝；神疲便溏者，加干姜。

（三）宿食停滞

【主证】口中酸臭，纳呆恶食，脘腹痞闷胀满，泄下物酸臭臭秽，或便秘不通，便下不爽。舌淡红，舌苔厚腻或黄，脉滑有力或紧弦。

【病机】饮食停滞，壅阻胃气。

【治法】消食导滞，健脾和胃。

【方药】半夏泻心汤加减。清半夏 12 g，黄芩 9 g，干姜 9 g，人参 9 g，黄连 3 g，大枣 4 枚，炙甘草 9 g，焦山楂 12 g，焦神曲 12 g，炒麦芽 15 g，陈皮 6 g，槟榔 10 g，木香 6 g。

本方由半夏泻心汤加焦山楂、焦神曲、炒麦芽、陈皮、槟榔、木香所构成。以半夏散结消痞；干姜温中散寒；黄芩、黄连泄热；人参、大枣、炙甘草甘温益气，以补脾虚；焦山楂、焦神曲、炒麦芽消食健胃；陈皮、木香理气健脾；槟榔行气消积。

若胃酸过多者，常用海螵蛸、煅牡蛎、煅瓦楞子等以制酸。

二、口苦

口苦是指自觉口中有苦味，如食苦杏仁，为口味异常证中常见的一种。与肝关系密切，涉及心、肝、胆、脾、胃。王冰曰："凡物之味苦者，皆火气之所生。"故口苦提示脏腑化火，波及心胆。

（一）少阳口苦

【主证】口苦咽干，寒热往来，胸胁苦满，纳呆喜呕，动辄易怒，大便干小便黄。舌红，舌苔白腻或黄白相兼，脉弦滑数。

【病机】湿热熏蒸，胆汁上溢。

【治法】清热利胆，和解少阳。

【方药】小柴胡汤加减。柴胡 12 g，清半夏 10 g，党参 10 g，炙甘草 6 g，黄芩 12 g，生姜 6 g，大枣 15 g，黑山栀子 10 g。

本方由小柴胡汤加黑山栀子所构成。以柴胡苦平，入肝胆经，透泄少阳之邪；黄芩苦寒，清泄少阳之热；半夏、生姜和胃降逆止呕；人参、大枣、炙甘草益气补脾；黑山栀子清热泻火，除肝热。

大便秘结者，加大黄、槟榔、枳实；脘胁痞痛胀满甚者，加白芍、延胡索、郁金。

（二）肝胆郁热

【主证】口苦兼咽干，心烦目赤，急躁易怒，胸胁胀满，大便干结，小便短赤。舌红苔黄腻，脉弦细数。

【病机】肝郁化火，横逆上泛。

【治法】疏肝解郁，清胆泄热。

【方药】龙胆泻肝汤加减。龙胆6 g，柴胡10 g，黄芩6 g，栀子9 g，泽泻10 g，车前子15 g，蒲公英15 g，连翘20 g，生地黄15 g，当归10 g，牡蛎30 g，莲子心10 g。

本方由龙胆泻肝汤减木通，加蒲公英、连翘、牡蛎、莲子心所构成。以龙胆、栀子、黄芩、蒲公英、连翘泻火除湿；泽泻、车前子渗湿泄热；当归、生地黄养血滋阴；柴胡疏肝解郁；牡蛎潜阳补阴；莲子心补脾和胃，养心安神。

心肝火旺而不眠者，加黄连、酸枣仁。

（三）心火亢盛

【主证】口苦，口渴面赤，心烦失眠，口舌生疮，躁动不安，喜凉饮，小便黄赤灼热，大便秘结。舌尖红绛，苔黄或起芒刺，脉数有力。

【病机】火热炽盛，迫血扰神。

【治法】清热泻火，养心安神。

【方药】三黄泻心汤加减。大黄12 g，黄连6 g，黄芩6 g，生地黄6 g，木通6 g，竹叶3 g，生甘草6 g。

本方由三黄泻心汤加生地黄、木通、竹叶、生甘草所构成。以大黄、黄连、黄芩清热泻火；生地黄、竹叶清热滋阴生津；木通清心除烦；生甘草调和诸药。

心神不安、心悸甚者，加珍珠母、龙齿；火郁伤阴者，加百合、麦冬；火盛灼津成痰，当配温胆汤以化痰宁心。

（四）胆虚气逆

【主证】口苦腻，精神抑郁，胆虚易惊，心悸少寐，喜叹息。

舌淡红，苔薄白腻或薄黄，脉小弦或细滑。

【病机】谋虑不决，胆汁外溢。

【治法】补胆镇惊，疏肝泄热。

【方药】四逆散加减。柴胡 6 g，白芍 10 g，当归 10 g，白术 10 g，茯苓 10 g，薄荷（后下）3 g，煨姜 3 g。

本方由四逆散减枳实、甘草，加当归、白术、茯苓、薄荷、煨姜所构成。以柴胡疏肝解郁；白芍养血柔肝；当归补血活血；白术、茯苓健脾益气；薄荷疏肝行气；煨姜温中止呕。

夹痰热者，加竹茹、半夏、枳实；心悸不眠严重者，加酸枣仁、五味子、茯神、远志。

（五）阴虚火旺

【主证】口苦而涩，头晕目眩，潮热盗汗，五心烦热，两胁隐痛，腰膝酸软。舌红少苔，脉沉细数。

【病机】肝肾阴虚，虚火上浮。

【治法】滋阴降火。

【方药】肾气丸加减。熟地黄 18 g，牡丹皮 9 g，泽泻 10 g，茯苓 10 g，山茱萸 10 g，山药 15 g，黄柏 9 g，知母 9 g，牛膝 10 g，女贞子 12 g，墨旱莲 12 g。

本方由肾气丸减桂枝、附子，加黄柏、知母、牛膝、女贞子、墨旱莲所构成。以熟地黄滋补肾阴，益精填髓；山茱萸补肝肾，涩肾气；山药健脾气，固肾精；茯苓健脾益肾；泽泻、牡丹皮降相火而制虚阳浮动；黄柏清虚热；知母泻火滋阴；牛膝、女贞子、墨旱莲滋补肝肾。

下焦湿热内蕴，加木通、车前子；相火亢盛者，加龙胆；多梦遗精者，加合欢皮、天冬、砂仁。

三、口甜

口甜是指自觉口中有甜味，如含蜜汁，旧称"口甘"。《素问·奇病论》曰："有病口甘者……此五气之溢也，名曰脾瘅。"乃脾气外泄之象，脾与胃表里相关，故病位在脾胃。

（一）脾胃湿热

【主证】口甜纳减，口干喜饮，泛泛欲呕，便干溲黄。舌红，苔白腻或黄，脉濡或滑数有力。

【病机】湿热蕴结，脾浊上泛。

【治法】清热化湿，芳香化浊。

【方药】藿朴夏苓汤加减。藿香20 g，厚朴20 g，槟榔20 g，茯苓20 g，熟薏苡仁30 g，白豆蔻20 g，佩兰20 g，白术20 g，苦参10 g，蒲公英10 g，连翘10 g，茵陈20 g。

本方由藿朴夏苓汤减半夏、杏仁、泽泻、猪苓、淡豆豉，加槟榔、佩兰、白术、苦参、蒲公英、连翘、茵陈所构成。以藿香、佩兰芳香化湿；白豆蔻、熟薏苡仁畅中渗下，以化湿；厚朴理气化湿；茯苓、白术健脾淡渗利湿；槟榔行气利水；苦参、蒲公英、连翘、茵陈清热利湿。

渴甚者，加葛根、天花粉、山药；大便秘结者，加大黄。

（二）脾胃虚热

【主证】口甜而干，纳呆神疲，气短乏力，腰膝酸软，大便时干时软，小便数。舌淡红，苔少薄燥，脉细弱或数。

【病机】中气不足，气阴两虚，虚热内生，耗伤胃阴，脾精不得上承。

【治法】益气养阴，健脾和胃。

【方药】理中丸合四逆散加减。太子参15 g，白术12 g，茯苓15 g，陈皮10 g，姜半夏9 g，木香10 g，砂仁6 g，柴胡

10 g，白芍 12 g，枳实 15 g，石菖蒲 10 g，鸡内金 15 g，藿香 10 g，甘草 6 g，生姜 3 片。

本方由理中丸合四逆散减干姜，加茯苓、陈皮、姜半夏、木香、砂仁等药。以太子参、白术、甘草益气健脾，滋液生津；柴胡疏散退热；白芍养血滋阴；枳实泄热理气；茯苓、陈皮、木香、砂仁、石菖蒲、鸡内金、藿香健脾和胃；姜半夏、生姜温中。

若津伤过甚，则半夏宜轻用，加石斛、天花粉、知母、竹茹。

四、口辣

口辣是指自觉口中有辣味，古称"口辛"，临床少见。《通俗伤寒论》写道"口辛者，肺热入胃"，故口辣常提示肺病。

（一）肺热壅盛

【主证】口舌有火辣感，咳嗽短气，面赤咽干，胸胁胀满，咳时痛著，或有身热，口干欲饮，大便不成形，小便黄赤。舌红苔黄，脉弦数。

【病机】肺脏郁热，耗伤津液。

【治法】清热肃肺，益气生津。

【方药】半夏泻心汤加减。清半夏 12 g，黄芩 9 g，党参 9 g，黄连 3 g，大枣 4 枚，炙甘草 9 g，金银花 9 g，马齿苋 9 g，沙参 6 g，玉竹 6 g，石斛 6 g。

本方由半夏泻心汤减干姜，加金银花、马齿苋、沙参、玉竹、石斛所构成。以半夏散结除痞；黄芩、黄连泄热开痞；人参、大枣、甘草甘温益气；金银花、马齿苋清热泻火；沙参、玉竹、石斛养阴生津。

若热伤血络咳血者，加牡丹皮、茜草、白茅根；久病气虚者，合淫羊藿、仙茅、仙鹤草。

（二）胆虚痰扰

【主证】舌辣痛，头晕目眩耳鸣，惊悸不宁，筋惕肉瞤，烦躁不寐，胸闷太息。舌暗红，苔黄腻，脉细弦。

【病机】胆失疏泄，痰热内扰。

【治法】清热化痰，宁胆安神。

【方药】酸枣仁汤加减。酸枣仁 10 g，柏子仁 10 g，枸杞子 10 g，当归 10 g，熟地黄 10 g，茯苓 10 g，麦冬 10 g，黄柏 10 g，知母 6 g，竹茹 10 g，石菖蒲 6 g，半夏 10 g，枳实 10 g，甘草 3 g。

本方由酸枣仁汤减川芎，加柏子仁、枸杞子、当归、石菖蒲、熟地黄等药所构成。以酸枣仁、柏子仁、茯苓宁心安神；知母、麦冬、黄柏、竹茹滋阴润燥，清热除烦；当归、熟地黄补血滋阴；枸杞子滋阴益精；石菖蒲开窍豁痰；半夏燥湿化痰；枳实破气化痰；甘草和中缓急，调和诸药。

肝阳亢盛之头晕目眩者，加石决明、珍珠母、牡蛎；梦眠不安者，加黄连、肉桂。

五、口咸

口咸是指自觉口中有食盐之咸味，《张氏医通》所言"口咸，肾液上乘也"，故口咸多为肾气外泄所致，临床有阴虚、阳虚之别。

（一）阴虚火旺

【主证】涎唾味咸，头晕乏力，眩晕耳鸣，腰膝酸软，形体消瘦，五心烦热，失眠多梦，大便干结，小便黄赤。舌红少苔，脉细数。

【病机】肾阴不足，虚火妄动。

【治法】滋阴降火。

【方药】肾气丸加减。熟地黄15 g，山药12 g，山茱萸10 g，牡丹皮10 g，泽泻10 g，茯苓10 g，黄柏6 g，知母6 g。

本方由肾气丸减桂枝、附子，加黄柏、知母。以熟地黄滋补肾阴；山茱萸补肝肾，涩肾气；山药健脾气，固肾精；茯苓健脾益肾；泽泻、牡丹皮降相火而制虚阳浮动；黄柏清虚火；知母滋阴清热。

五心烦热严重者，加鳖甲、地骨皮；腰膝酸软严重者，加续断、狗脊、杜仲；多梦遗精者，加天冬、龙骨、牡蛎。

（二）脾肾阳虚

【主证】痰有咸味，肢体面目水肿，腰腹冷痛，畏寒肢冷，夜尿多，小便清长，大便溏薄。舌淡，苔白滑，脉沉弱。

【病机】脾肾阳亏，水湿泛溢。

【治法】补肾健脾，益气生精。

【方药】崔氏八味丸加减。熟地黄15 g，山药15 g，山茱萸10 g，牡丹皮12 g，泽泻10 g，茯苓10 g，肉桂3 g，附子6 g，五味子10 g。

本方由崔氏八味丸加五味子。以熟地黄填精益髓，滋补阴精；山茱萸补养肝肾，并能涩精；山药双补脾肾；茯苓健脾渗湿；泽泻防熟地黄之滋腻；牡丹皮制山茱萸之温涩；附子、肉桂温肾助阳，鼓舞肾气；五味子收敛固涩，益气补肾。

气短乏力较著，甚至肌肉萎缩者，加紫河车、阿胶、续断、杜仲；面肢水肿者，加牛膝、车前子。

六、口淡

口淡是指自觉口内发淡而无法尝出饮食滋味，前人又称"口不知味""口失谷味"，是口味异常证中最常见的一种。

《灵枢·脉度》曰："脾气通于口，脾和则口能知五谷矣。"故提示口淡病位在脾。

（一）寒湿困脾

【主证】口淡乏味，纳谷不馨，头昏身倦，脘腹痞胀，泛恶呕吐，大便溏薄，小便清长。舌淡，苔薄腻或白滑，脉濡滑。

【病机】寒湿内盛，阻困中阳。

【治法】芳香辟浊，化湿醒脾。

【方药】半夏厚朴汤加减。半夏曲10g，厚朴10g，茯苓10g，生姜6g，紫苏叶12g，藿香12g，白芷10g，陈皮6g，苍术10g，炙甘草6g。

本方由半夏厚朴汤加白芷、陈皮、苍术、炙甘草所构成。以半夏曲辛温入肺胃，化痰散结；厚朴苦辛性温，燥湿消痰；茯苓、陈皮、苍术、藿香燥湿健脾；生姜辛温散结；紫苏叶、白芷行气散寒；炙甘草甘温和中。

寒湿较甚，腹痛泄泻者，加草果、干姜；呕吐者，加丁香、豆蔻仁；畏寒身痛者，加桂枝、白芍。

（二）脾胃气虚

【主证】口淡无味，不思饮食，脘腹痞胀，饭后尤甚，少气懒言，四肢乏力，肌肉萎瘦，大便溏薄，小便淋沥不尽。舌淡苔白，脉细弱或濡弱。

【病机】脾气耗伤，运化失常。

【治法】健脾益气。

【方药】理中汤加减。党参10g，黄芪15g，茯苓10g，白术10g，姜半夏10g，陈皮6g，炙甘草3g，木香6g，砂仁4g，麦芽10g，生姜6g。

本方由理中丸减人参、干姜，加党参、黄芪、茯苓、姜半夏等药所构成。以党参、黄芪、茯苓、白术、炙甘草健脾益气；姜半夏、陈皮理气健脾，温胃和中；木香、砂仁、麦芽健脾行气；生姜温胃和中。

大便干结者，加酸枣仁、柏子仁；大便溏薄者，加白扁豆、莲子、吴茱萸；黎明洞泻者，加补骨脂、五味子、熟附子。

七、口涩

口涩是指自觉口中涩滞，如食生柿。《先醒斋医学广笔记》中说道："阴即血与精，濡润之物耳……胃气弱则不能纳，脾阴亏则不能消。"故认为病位主要在脾胃，与肝、肺、肾密切相关。

（一）燥热伤津

【主证】口涩咽干，杳不思谷，干咳少痰，严重者脘部灼痛，形体消瘦，大便干结，小便短少。舌红，苔薄或剥，脉细数。

【病机】燥热燔灼，伤津耗液。

【治法】滋阴生津，清肺养胃。

【方药】沙参麦冬汤加减。北沙参 15 g，麦冬 15 g，玉竹 12 g，白扁豆 15 g，天花粉 12 g，生地黄 18 g，白芍 10 g，石斛 15 g，乌梅 6 g，生甘草 3 g。

本方由沙参麦冬汤减桑叶，加生地黄、白芍、石斛、乌梅所构成。以北沙参、麦冬清养肺胃；玉竹、天花粉、石斛、乌梅、白芍滋阴生津；白扁豆、生甘草益气培中，甘缓和胃；生地黄清热凉血，养阴生津。

津伤过甚者，再加知母、竹茹；干咳少痰者，加川贝母、杏仁；大便秘结者，加瓜蒌。

（二）肝肾阴虚

【主证】口涩，眩晕耳鸣，两目干涩，颧红咽干，五心烦热，潮热盗汗，腰膝酸软，男子梦遗，女子月经不调，大便干结，小便短少。舌红少苔，脉细弦数。

【病机】阴液亏损，阴不制阳，虚热内扰，津不上承。

【治法】滋阴润燥，补养肝肾。

【方药】肾气丸加减。生地黄10 g，熟地黄10 g，山药15 g，山茱萸10 g，牡丹皮10 g，丹参12 g，泽泻10 g，白芍10 g，柴胡3 g，栀子6 g，酸枣仁10 g，枸杞子10 g。

本方由肾气丸去茯苓，加生地黄、丹参、白芍、柴胡、栀子、酸枣仁、枸杞子所构成。以生地黄、熟地黄清热泻火，滋补肾阴；山茱萸补肝肾，涩肾气；山药健脾气，固肾精；泽泻、牡丹皮降相火而制虚阳浮动；白芍养血滋阴，平抑肝阳；丹参活血补血滋阴；柴胡、栀子疏肝退热；酸枣仁、枸杞子滋补肝肾。

肝阳亢盛者，加石决明、牡蛎；气短乏力者，加黄芪、党参；潮热盗汗严重者，加地骨皮、鳖甲。

八、口腻

口腻是指自觉口中黏腻不爽，叶桂（字天士）《温热论》曰："口中腻，舌苔不燥，自觉闷极者，属脾湿盛也。"可见，口腻临床多因湿邪困脾所致，病位多在脾胃。

（一）湿浊中阻

【主证】口舌黏腻，纳谷欠香，多食则胀，胃脘满闷，神疲乏力，大便溏软。舌淡，苔白滑，脉濡细。

【病机】湿邪内停，脾胃困阻。

【治法】芳化湿浊，健脾和中。

【方药】半夏厚朴汤加减。半夏10 g，厚朴10 g，茯苓10 g，苍术12 g，陈皮10 g，佩兰10 g，藿香10 g，薏苡仁15 g，白豆蔻3 g。

本方由半夏厚朴汤减生姜、紫苏叶，加苍术、陈皮、佩兰、藿香、薏苡仁、白豆蔻所构成。半夏、陈皮理气健脾，化痰散结；厚朴下气除满；茯苓、苍术、薏苡仁、白豆蔻健脾除湿；藿香、佩兰芳香化湿。

腹中冷痛，手足不温者，加肉桂、干姜；小便短少者，加车前子、淡竹叶。

（二）痰热阻滞

【主证】口中黏腻，口渴不欲饮，胸闷心烦，痰黄不易咳出。舌红苔黄腻，脉滑数。

【病机】痰热内扰，阻滞气机。

【治法】燥湿化痰，清热和中。

【方药】小半夏加茯苓汤加减。半夏 10 g，茯苓 10 g，生姜 6 g，竹茹 10 g，枳实 10 g，陈皮 6 g，大枣 20 g，甘草 3 g。

本方由小半夏加茯苓汤加竹茹、枳实、陈皮等药所构成。以半夏、陈皮燥湿化痰；茯苓利水渗湿；生姜温中祛湿；竹茹清热化痰；枳实行气化痰；大枣、甘草温中健脾。

乏力明显者，加党参、五味子；呵欠频作者，倍用甘草加淮小麦。

（三）湿热中阻

【主证】口腻较重，口气秽浊，口渴不欲饮水，肢体沉重，脘腹痞胀，大便不畅，小便黄。舌红，苔黄腻，脉滑数。

【病机】湿热蕴结，气机不利。

【治法】清热化湿，理气和胃。

【方药】三仁汤加减。滑石 18 g，杏仁 15 g，白豆蔻 6 g，竹叶 6 g，厚朴 6 g，薏苡仁 18 g，半夏 15 g，黄连 6 g，山栀子 6 g，陈皮 6 g，茯苓 6 g，甘草 3 g。

本方由三仁汤减通草，加黄连、山栀子、陈皮、茯苓、甘草所构成。以滑石清热利湿；杏仁、白豆蔻、薏苡仁宣上畅中渗下，利湿祛浊；竹叶甘寒淡渗，利湿清热；半夏、陈皮、厚朴行气除满，化湿和胃；黄连、山栀子清热泻火；茯苓、甘草健脾益气。

湿偏重者，加苍术、藿香；热偏重者，加蒲公英、黄芩、连翘；伴有恶心呕吐者，加竹茹、赭石；兼有食滞者，加炒三仙、莱菔子。

九、口香

口香是指自觉口中香腻，如食醇香肥美，为口味异常证中少见的一种。因香味属五谷之本味，归于脾胃，所以病位以脾胃为主。胆失决断，胃有痰热，就有见口香者。

胆郁痰扰

【**主证**】口有香味，自觉从咽部上冲，影响食欲，惊悸不宁，恶心呕吐，失眠多梦。舌淡红，苔白腻或黄，脉弦数有力。

【**病机**】胆郁失疏，痰浊内扰，胃失和降。

【**治法**】清化痰热，宁胆和胃。

【**方药**】小半夏加茯苓汤加减。半夏 10 g，竹茹 10 g，陈皮 10 g，枳实 10 g，苍术 10 g，厚朴 10 g，大枣 15 g，茯苓 10 g，生姜 6 g，甘草 3 g。

本方由小半夏加茯苓汤加竹茹、陈皮、枳实、苍术等药所构成。以半夏、陈皮、厚朴燥湿化痰；茯苓、苍术利水渗湿健脾；生姜温中祛湿；竹茹清热化痰；枳实行气化痰；大枣、甘草温中健脾。

肝气郁滞者，加柴胡、香附、佛手；失眠焦虑者，加酸枣仁、柏子仁、远志；消渴重症患者，呼气有烂苹果香味，需要中西医结合抢救，不可耽误病情。

十、口腥

口腥是指自觉口中有铁腥味或血腥味，因铁腥味为金属本味，肺属金，故口腥病位也常在肺，与肝、胃联系密切。

（一）肝郁气滞

【主证】口中有血腥味，见于女性月经来潮的时候，经后自解。伴有情绪抑郁不畅，胁肋胀满，嗳气泛恶，纳食减少，甚则乳房胀痛有核，少腹疼痛。舌淡红，苔薄燥，脉细弦。

【病机】肝失疏泄，气机郁滞。

【治法】疏肝理气，养血调经。

【方药】四逆散加减。柴胡3g，白芍10g，牡丹皮10g，栀子10g，当归10g，茯苓10g，干姜3g，薄荷（后下）3g，香附6g，牛膝10g，炙甘草3g。

本方由四逆散减枳实，加牡丹皮、栀子、当归、茯苓、干姜、香附、牛膝等药所构成。柴胡、香附疏肝解郁；白芍养血柔肝；牡丹皮、栀子清肝热，泻火除烦；当归补血活血，调经止痛；茯苓健脾益气；干姜温中散寒；薄荷疏肝行气；牛膝逐瘀通经；甘草调和诸药，益脾和中。

气郁化火者，加黄芩；气滞络阻，腹痛者，加红花、延胡索；夹痰者，加半夏、紫苏梗。

（二）肺胃蕴热

【主证】口有血味，齿松牙衄，烦热干渴，消谷善饥。舌红苔黄而干，脉弦数。

【病机】肺胃壅热，热伤血络。

【治法】清胃泄热，滋阴凉血。

【方药】白虎汤加减。生石膏 30 g，知母 10 g，生地黄 15 g，麦冬 10 g，牛膝 10 g，牡丹皮 10 g，升麻 6 g，黄连 6 g，炙甘草 3 g。

本方由白虎汤减粳米，加生地黄、麦冬、牛膝、牡丹皮、升麻、黄连所构成。以生石膏、黄连清热泻火，生津除烦；知母、生地黄、牡丹皮、麦冬滋阴润燥；牛膝导热泄下；升麻清热解毒；炙甘草益胃生津。

肺热鼻衄者，去升麻，加桑皮、桔梗、栀子。

十一、口臭

口臭是指自觉或他人所闻口中出气臭秽，以中青年为多，巢元方《诸病源候论·口臭候》言："口臭，五脏六腑不调，气上胸膈。然腑脏气臊腐不同，蕴积胸膈之间，而生于热，冲发于口，故令臭也。"故口臭多由肺、胃壅热所引起，以实证为多。

（一）胃热炽盛

【主证】口臭喷人，牙龈肿痛糜烂，喜冷饮，心中烦热，嘈杂易饥，便秘，小便短黄。舌红苔黄，脉洪数。

【病机】胃腑壅热，上冲于口。

【治法】清胃泄热，泻火通腑。

【方药】三黄泻心汤加减。黄连 6 g，大黄 10 g，黄芩 10 g，连翘 12 g，栀子 10 g，薄荷（后下）10 g，藿香 12 g，甘草 10 g，竹叶 10 g，玄明粉 10 g。

本方由泻心汤加连翘、栀子、薄荷、藿香、甘草、竹叶、玄明粉所构成。以黄连、大黄、黄芩、连翘、栀子、薄荷清热泻火；藿香化湿和胃；甘草甘温和中；竹叶清热生津；玄明粉泄热通便。

齿衄者，加白茅根、大蓟、小蓟、藕节；阴伤较重者，加天花粉、石斛、玉竹；大便溏者，大黄改用炭，去玄明粉。

（二）饮食内停

【**主证**】口中酸臭，嗳气馊腐，不思饮食，大便不爽秘结，得矢气及便后稍舒。舌红，苔厚黄腻，脉滑实。

【**病机**】饮食积滞，壅阻胃气。

【**治法**】消食导滞，顺通胃气。

【**方药**】三黄泻心汤合枳术汤加减。大黄 10 g，黄芩 10 g，黄连 6 g，枳实 10 g，白术 10 g，神曲 10 g，山楂 10 g，茯苓 10 g，莱菔子 15 g。

本方由三黄泻心汤合枳术汤加神曲、山楂、茯苓、莱菔子所构成。以大黄、黄芩、黄连清热泻火；枳实破气消积；白术、茯苓健脾益气；神曲、山楂、莱菔子消食健胃。

食欲不振者，加山药、砂仁；脘腹胀满者，加木香、槟榔、砂仁。

（三）脾肾阳虚

【**主证**】口有苦臭，面晦神萎，腰膝酸软，形寒肢冷，毛发憔悴，消瘦无力，大便溏泻或黎明即泻。舌淡，苔浊黄厚，脉沉迟或虚弦。

【**病机**】肾阳衰败，秽浊上泛。

【**治法**】温补脾肾，解毒化浊。

【**方药**】四逆加人参汤加减。制附子 10 g，干姜 6 g，人参 15 g，生大黄 10 g，牛膝 10 g，六月雪 15 g，车前子（包煎）10 g，赤小豆 30 g，牡蛎 30 g。

本方由四逆加人参汤减甘草，加生大黄、牛膝、车前子、赤小豆、六月雪、牡蛎所构成。以附子、干姜温壮脾肾之阳；

人参补中益气；大黄、赤小豆、六月雪清热解毒；车前子清热渗湿；牛膝导热泄下；牡蛎潜阳补阴。

脾虚气陷脱肛者，加黄芪、升麻、葛根；尿少水肿者，加泽泻、茯苓；纳少呕恶者，加姜半夏、山药。

（四）痰火蕴胃

【主证】口中臭秽数月，口干欲饮，恶心泛呕，口中烘热，咳嗽痰黄黏腻。舌红，苔黄腻，脉弦滑。

【病机】痰热内停，蒸腾熏灼。

【治法】清火化痰，化湿和胃。

【方药】三黄泻心汤加减。生大黄4g，黄连6g，黄芩10g，浙贝母10g，焦栀子10g，射干10g，枳壳10g，六一散（包煎）10g，茵陈30g，连翘15g，竹茹15g，炒瓜蒌皮15g，干芦根30g，九节菖蒲6g。

本方由三黄泻心汤加浙贝母、焦栀子、射干、枳壳等药所构成。以生大黄、黄连、黄芩、焦栀子清热泻火；浙贝母、射干、连翘、竹茹、炒瓜蒌皮清热化痰；枳壳行气化痰；六一散、茵陈清热利湿；干芦根清热除烦，滋阴生津；九节菖蒲化湿消痰。

津液伤甚者，加天花粉、石斛、玉竹。

（五）肝气犯胃

【主证】口臭伴有呕吐吞酸，脘胁胀痛，烦闷不舒，嗳气频频，心情郁闷。舌红，苔薄腻或微黄，脉弦。

【病机】肝失疏泄，横逆犯胃。

【治法】疏肝理气，降逆下气。

【方药】旋覆代赭汤加减。旋覆花9g，人参6g，赭石3g，炙甘草9g，半夏9g，生姜15g，大枣4枚，香附6g，枳实6g，青皮6g，槟榔6g，白芍9g，当归9g。

本方由旋覆代赭汤加香附、枳实、青皮、槟榔、白芍、当归所构成。以旋覆花下气消痰；赭石重坠降逆；半夏、生姜降逆和胃；人参、大枣、炙甘草健脾养胃；香附、枳实、青皮疏肝解郁，理气宽中；槟榔行气利水；白芍、当归补血活血，柔肝止痛。

胃气不虚者，去人参、大枣，加重赭石用量；肝郁化热口渴者，加竹茹、黄芩、芦根。

（六）湿热中阻

【主证】口臭，脘痞纳呆，厌食油腻，时有恶心，口渴不欲饮水，头身困重，大便偏干，小便黄。舌红边有齿痕，苔黄腻，脉滑数或濡。

【病机】湿热蕴结，胃气痞阻。

【治法】清热化湿，理气和胃。

【方药】小半夏加茯苓汤合甘露消毒丹加减。藿香10 g，茵陈15 g，滑石10 g，白豆蔻6 g，石菖蒲10 g，黄芩10 g，连翘15 g，浙贝母15 g，陈皮10 g，姜半夏9 g，茯苓15 g，枳实15 g，竹茹15 g，薏苡仁30 g，瓜蒌15 g，厚朴10 g，杏仁10 g。

本方由小半夏加茯苓汤合甘露消毒丹减薄荷、射干、木通，加陈皮、枳实、竹茹、薏苡仁、瓜蒌、厚朴、杏仁所构成。以滑石、茵陈清热泻火，利水渗湿；黄芩清热燥湿；白豆蔻、石菖蒲、藿香行气化湿；连翘、浙贝母、竹茹、瓜蒌清热祛湿；茯苓、薏苡仁健脾渗湿；姜半夏、陈皮、枳实、厚朴理气化湿；杏仁降气化痰，润肠通便。

湿偏重者，加苍术；热偏重者，加蒲公英；大便秘结者，加大黄（后下）。

【验方】

1. 口酸　人参8g（或党参16~24g），茯苓、白术、黄连、吴茱萸各10g，法半夏、甘草各8g，陈皮15g。每日1剂，水煎，早晚分服。

2. 口苦

（1）菊花3~4朵，枸杞子8~10颗，用沸水冲泡，代茶饮。

（2）鲜竹笋50g，瘦肉100g，加清水先将瘦肉煮烂，再加入鲜竹笋，烧至笋熟，加入适量食盐调味即可。

3. 口甘　佩兰30g，开水冲泡，代茶频服。

4. 口辛

（1）北细辛9g，生石膏30g，煎液，趁热频漱口。

（2）桔梗6g，甘草3g，煎液去滓，食后温服。

5. 口咸　知母、黄柏、怀山药、茯苓、牡丹皮各10g，熟地黄15g，山茱萸、泽泻各12g，肉桂8g，附子（先煎30分钟）12g。每日1剂，水煎2次，药液混匀，早晚温服。

6. 口淡

（1）生姜、蔗糖各10g，水煎服。

（2）砂仁、陈皮各3g，煎汤或研末吞服。

（3）鸡内金，研末吞服，每次2g，每日3次。

7. 口涩

（1）石斛打粉泡水或放入粥内熬煮。

（2）天冬10g，麦冬10g，开水冲泡，代茶频服。

8. 口腻　鲜藿香叶（或干品），放少许在口内含嚼，咽汁，亦可与薄荷叶同入口中含嚼咽汁。

9. 口香

（1）自制山楂食品或泡水饮。

（2）芹菜连根120g，粳米250g，炖至米烂成粥服。

10.口腥

（1）香薷 15 g，煎汤，饮服或时时含漱。

（2）藿香 12 g，煎汤，时时含漱。

11.口臭

（1）大黄适量，烧研擦牙。

（2）白芷 10 g，煎水含漱。

（3）火麻仁、郁李仁各 6 g，加水煎煮，睡前顿服。

（4）白豆蔻 5 g，细辛 3 g，煎水含漱口。

【其他疗法】

1.针刺疗法，取穴双侧太冲穴、行间穴，留针 10 分钟后，4 次为 1 个疗程。治疗口酸。

2.针刺疗法，胆俞、日月用泻法。治胆热口苦。

3.针灸或艾灸足三里等健脾养胃的穴位。治疗口甜腻。

4.采用灸法，灸双侧复溜、太溪、肾俞穴，5 次为 1 个疗程。治疗口咸。

5.黄连胶囊取药 2 粒，去掉胶囊，倒出细末，清水调为糊状，分成两份，外敷双足心涌泉穴，每日 1 换，连续 3~5 天。可清热解毒，适用于口臭、口苦。

6.黄芩片 3 片，研为细末，清水调为糊状，分成两份，外敷双足心涌泉穴，每日 1 换，连续 3~5 天。可清热解毒，适用于口臭、口苦。

7.金匮肾气丸，取本品 1 丸，研为细末，用清水适量调为稀糊状，分成两份，置于伤湿止痛膏上，外敷双足心涌泉穴，每日换药 1 次，连续 3~5 天。可温肾益气，适用于口咸、口淡。

8.吴茱萸适量，研为细末，用清水适量调匀，外敷肚脐或双足心涌泉穴，伤湿止痛膏固定，每日换药 1 次，连续 5~7 天。可上病下取，引热下行，适用于口辣。

口 疮

【概述】

口疮又称口腔溃疡，是发生在口腔黏膜局部的溃疡性损伤，指口舌点状或多处淡黄色或灰白色溃疡，甚则溃烂，以局部灼热、疼痛、凹陷、充血、有黄苔覆盖为特征的一种病证。患处呈现单个或数个，常反复发作，缠绵不愈。其病位虽位于口腔内，但其部位常见于舌或唇内。一般习惯上将口中溃疡，范围较局限，病情较轻者称口疮；口腔糜烂如腐，范围较大，病情较重者称之为口糜。

【现代医学认识及治疗】

因个体之间存在明显的差异，现代医学认为本病尚无明确病因，且其发病机制复杂。有不同学者提出本病发病与"二联因素""三联因素"相关。"二联因素"主要为外源性因素和内源性因素；前者指感染因素，后者为激素的变化、精神心理因素、营养缺乏、系统性疾病及免疫功能紊乱等。"三联因素"即在适当的环境因素（包括社会、心理、生活工作环境等）触发下，遗传因素与免疫因素相互作用而致病。总之，学界的趋同看法是多种因素综合作用导致本病发病。

由于本病病因未完全阐明，目前国内外尚无根治之法。临床上多主张局部和全身治疗相结合，主要以对症治疗为主，以减少复发次数、延长间隙期、减轻疼痛、缩短发作期等为主要目标。

【经方辨治】

一、寒热错杂证

【主证】溃疡色淡红、隐痛、反复发作，心烦失眠，口苦口渴，胃脘堵闷，食则腹胀，纳呆乏力。舌质红，苔黄腻，脉弦滑，大便稀溏。

【病机】湿热内蕴，寒热夹杂。

【治法】健脾除湿，寒温并用。

【方药】甘草泻心汤加减。生甘草15g，半夏9g，干姜9g，党参15g，黄芪15g，黄芩9g，黄连6g，大枣4枚。

本方由甘草泻心汤加黄芪组成。方中重用甘草甘缓解毒，配以黄芩、黄连苦寒清热、燥湿解毒；干姜、半夏辛燥化湿；人参、黄芪、大枣扶正和胃。

伴有咽干咽痛者以牛蒡子、桔梗、板蓝根清热、利咽解毒；若见口干欲饮、烦热等阴虚症状明显，加生地黄、玄参等养阴生津。

二、心脾积热证

【主证】口疮黏膜溃烂，溃烂面周围红肿明显，灼热疼痛，伴有心烦、口渴，或口苦口臭，嘈杂易饥，大便干结，小便黄赤。舌尖红，苔黄或黄腻，脉滑数。

【病机】心脾积热，上熏于口。

【治法】清心泻脾，导热下行。

【方药】泻黄散合导赤散加减。生石膏（先煎）20~30g，炒栀子6g，藿香10g，防风10g，生地黄12g，木通6g，竹叶 15 g，车前子（包煎）10 g，生甘草 5 g。

本方由泻黄散合导赤散加车前子组成。方中石膏、栀子清热泻火；木通、车前子利水泻热；生地黄滋阴凉血；防风升散伏火；藿香芳香醒脾祛湿；甘草泻火和中；竹叶清心除烦。

口干甚者，加麦冬、石斛以滋阴养液；疮周紫红或疮深火盛者，可加黄连、水牛角。

三、肝郁胃热证

【主证】口疮反复发作，周边充血水肿，溃疡面覆盖有白色假膜，面红燥热，大便秘结，小便黄。舌红苔黄腻，脉滑数。

【病机】胃肠热盛，邪在少阳。

【治法】疏肝行气，荡涤胃肠。

【方药】大柴胡汤加减。柴胡 12 g，黄芩 15 g，黄连 9 g，白芍 15 g，半夏 12 g，酒大黄（单包）15 g，枳实 15 g，地骨皮 15 g，生甘草、炙甘草各 12 g。

本方由大柴胡汤去生姜，加地骨皮、生甘草组成。方中柴胡、黄芩清解少阳肝胃郁热；枳实、白芍开少阳结气；大黄荡涤阳明腑实；地骨皮益阴清热。

兼有咽喉痛者，酌加牛蒡子、板蓝根、山豆根；口疮周围水肿起水疱者，加木贼、木通、薏苡仁、车前子、滑石以化湿清热。

四、肺胃邪热证

【主证】口疮数量较多，大小不等，疮面周围红肿，伴发热，头痛，咳嗽，咽痛，口渴。舌质红，苔薄黄，脉洪数。

【病机】风热邪毒，侵袭肺胃。

【治法】清肺胃热，祛邪解毒。

【方药】大黄黄连泻心汤合清胃泻火汤。金银花15 g，连翘15 g，黄连6 g，炒山栀子10 g，黄芩10 g，生石膏（先煎）20 g，知母10 g，大黄（后下）5 g，桑叶12 g，薄荷（后下）5 g，甘草12 g。

本方由大黄黄连泻心汤合清胃泻火汤组成。方中黄连、黄芩、栀子、连翘，清肺胃火热；石膏、知母，清透火热，滋阴润燥。大黄荡涤实火热结；桑叶、薄荷，甘寒透发，引药上行。

如热毒炽盛，症见壮热不退、苔黄燥者，可加黄连、蒲公英、大青叶、水牛角等清热凉血解毒之品。

五、肾虚虚火证

【主证】反复口腔溃疡而见口干便溏、畏寒肢冷，腹冷或腰背冷，冷食或受凉则泄泻。舌胖大苔白滑，脉沉细而弱。

【病机】虚阳上浮，浮火上熏。

【治法】温肾扶正，降火止痛。

【方药】金匮肾气丸加减。熟地黄30 g，山茱萸10 g，山药15 g，肉桂20 g，附子（先煎）3 g，泽泻10 g，蜂房5 g，细辛6 g，玄参15 g，煅牡蛎30 g，怀牛膝30 g，川续断20 g，菟丝子15 g。

本方由金匮肾气丸减去牡丹皮、茯苓，加蜂房、细辛、玄参、牡蛎、牛膝、续断、菟丝子。方中肾气丸温扶肾阳，牛膝、续断、菟丝子补益肝肾，以助肾气丸温肾扶正之功。玄参，滋阴降火，以制浮阳。细辛摄阴助阳止痛。蜂房清热解毒。

若见大便稀溏，可减熟地黄之量，酌加淫羊藿、苍术、白扁豆、鸡内金等温补脾肾之品。

六、阴虚火旺证

【主证】口疮反复发作，灼热疼痛，疮周红肿稍窄，口燥咽干，头晕耳鸣，失眠多梦，心悸健忘，腰膝酸痛，手足心热。舌红少苔，脉细数。

【病机】肾阴亏损，虚火上炎。

【治法】滋阴清火。

【方药】知柏地黄（丸）汤加减。知母 10 g，黄柏 10 g，熟地黄 12 g，山茱萸 10 g，山药 15 g，泽泻 15 g，牡丹皮 12 g，天冬 20 g，川牛膝 8 g，生白芍 12 g。

本方由知柏地黄丸去茯苓，加天冬、牛膝、白芍组成。方中知柏地黄滋阴降火以治其本；天冬、牛膝增强滋肾阴、降虚火之力；白芍敛阴，缓急止痛。

阴虚火旺兼湿热内盛，口疮红肿，分泌物呈黄浊垢腻，热痛较著者，可用甘露饮或黄连阿胶汤加减。

【验方】

1. 生地黄、蒲公英、天花粉各 6 g，甘草 3 g，水煎服。

2. 莲子心 3 g，水煎温服。

3. 芦根、白茅根各 45 g，玄参 9 g，水煎分次服。

4. 生蒲公英 30 g，水煎服。

5. 板蓝根 15 g，桑叶 6 g，灯心草 1.5 g，竹叶卷心 10 根，水煎服，每日 3 次分服。

6. 漱口方：防风、甘草、金银花、连翘、薄荷、荆芥，煎水含漱。治实证口疮。

7. 青黛、黄连、梅片、珍珠母、煅炉甘石、黄柏等各适量，共为细末，搽于患处，每日 2 次。

【其他治法】

1. 针灸疗法

（1）耳针：取穴交感、胃、内分泌、神门、咽喉、心、肺、口。可交替使用针刺，或王不留行贴压穴位。

（2）涌泉穴外敷法：取适量绿茶、白矾、食醋一起捣匀，分次敷在涌泉穴上，每日1次。

（3）穴位注射：取穴牵正、曲池、颊车、手三里。每次2穴，各穴交替使用。每穴注射维生素 B_1 0.5 mL。

（4）体针：主穴为承浆、地仓、阿是穴；配穴为合谷、曲池、足三里、三阴交；舌部口疮加金津、玉液；唇及两颊加迎香。每日或隔日1次，10次为1个疗程。

2. 外治疗法

（1）柿霜、孩儿茶、五倍子、珍珠层粉研细末，吹患处。能祛腐生肌，愈合溃烂。

（2）换金散治毒热口疮。干姜、黄连等分为末，搽疮上。

（3）鸡内金烧灰敷之。

（4）实热证者，可选用珠黄散、锡类散、冰硼散、西瓜霜等外搽患处；亦可用黄柏、青黛各0.5 g研末，外搽。

（5）石榴壳煅炭研末，搽口，每日2次，亦可加青黛少许。

附：口糜

【概述】

口糜是指口舌点状或多处溃疡，形如苔藓，或满口赤烂如米粥的一种疾病，多因外感风热火毒、内伤湿热郁火、熏灼口腔所致。常反复发作，缠绵不愈，又称"口疡""口疳""口破""雪口"。

《黄帝内经》中首载口糜之名，并指出其发病原因是由火热而致。《素问·气厥论》言："膀胱移热于小肠，鬲肠不便，上为口糜。"又因其糜烂表面覆盖白色凝脂状物，《诸病源候论》称"鹅口疮"，指出是由心脾积热而致。《丹溪心法·口齿》提出"口舌生疮皆上焦热壅所致"。

【现代医学认识及治疗】

口糜相当于口腔各种病原体引起的感染性口炎，如疱疹性口炎、球菌性口炎、坏死性口炎、口腔白色念珠菌病等，亦可见于药物过敏性口炎、变态反应性口炎。

西医学在本病治疗中主要采用以下办法：①局部物理治疗：包括激光、低频超声、化学腐蚀、物理屏障。②局部抗菌药物：氯己定含漱液、金霉素药膏。③局部皮质类固醇如氢化可的松或曲安西龙药膜、倍氯米松含漱液或喷雾剂等。④局部镇痛药：苄达明（含漱液或喷雾剂、局部麻醉凝胶）。⑤其他局部抗炎制剂：氨来诺、色甘酸钠止咳糖浆、局部粒细胞－巨噬细胞集落刺激因子、硫糖铝（胃溃宁）等。⑥全身用药：泼尼松龙、硫唑嘌呤、左旋咪唑、秋水仙素、转移因子等。

【经方辨治】

一、寒热错杂证

【主证】口舌赤烂，灼热疼痛，口干口臭，便秘尿黄，遇劳倦、郁怒、酒食不节加重，舌质红，食后胃胀，嗳气，时有胃痛，心下痞满、胀痛、肠鸣、纳呆。苔黄，脉滑数。

【病机】元气亏虚，虚火上炎。

【治法】攻补兼施，寒热并用。

【方药】半夏泻心汤。黄连6g，黄芩12g，干姜9g，甘草12g，半夏9g，大枣10g。

伏火清之不解者，加升麻、防风以升发伏火；舌红少苔者，加天花粉、麦冬、石斛以养阴清热。

二、湿热上蒸证

【主证】满口糜烂，色泽鲜红，上覆白色腐膜，口腔患处灼热，口有甜味或臭味。微有发热，小便短赤。舌苔黄腻，脉滑数。

【病机】湿热相搏，熏灼于口。

【治法】清热利湿，化浊祛腐。

【方药】甘露消毒丹加减。黄芩15g，连翘12g，茵陈10g，木通5g，滑石12g，藿香15g，佩兰12g，泽泻5g，菖蒲8g，川贝母5g。

湿热初起、湿重于热、头身困重、舌苔白腻者，可用三仁汤化裁；湿从热化、热度偏盛者，可用三石汤。

三、阴虚火旺证

【主证】口舌糜烂色红，口燥咽干，头晕耳鸣，失眠梦多，心悸健忘，腰膝酸软，手足心热。舌红少苔，脉细数。

【病机】阴虚火旺，内热熏蒸。

【治法】滋阴降火。

【方药】知柏地黄汤加减。知母10g，黄柏10g，地黄15g，山茱萸 10 g，山药 15 g，牡丹皮 10 g，茯苓 12 g，泽泻 10 g，玄参 12 g，龟甲 15 g，川牛膝 6 g。

心悸寐差、健忘口干、偏于心阴者，可用黄连阿胶汤加减；兼有脘痞苔腻、阴虚夹有湿热者，可用甘露饮加减；兼恶寒发热、风热外感者，加银翘散解表。

四、阳虚浮火证

【**主证**】口舌糜烂而色淡，多流涎唾，服凉药则糜烂疼痛更甚，腰膝酸软，四肢不温。舌淡苔白，脉沉细或浮大无力。

【**病机**】阳气虚衰，虚火上浮。

【**治法**】温阳敛火。

【**方药**】金匮肾气丸加味。肉桂 3 g，附子 12 g，熟地黄 10 g，山药 15 g，山茱萸 10 g，牡丹皮 10 g，茯苓 10 g，泽泻 10 g，五味子 5 g，牛膝 10 g，沉香 2 g。

偏于中气不足、阴火上冲、头昏乏力、气少懒言者，可选用升阳散火汤；脾阳不振、肠鸣腹泻者，用附子理中丸。

【**验方**】

1. 金银花、夏枯草各 10 g，甘草 1 g，煎汤代茶饮。

2. 栀子、龙胆、大黄各 3 g，水煎服。

3. 板蓝根、桑叶、灯心草、竹叶卷心适量，水煎服。

4. 防风、甘草、金银花、连翘、薄荷、荆芥，煎水漱口。

5. 柴胡、地骨皮各 8 g，水煎服。

6. 外用青黛粉、珍珠粉、人工牛黄，按 3：1 比例混合后涂敷于溃疡表面，每日 1 次。

【**其他治法**】

1. 针灸疗法

（1）取廉泉、足三里、合谷、曲池、颊车。每次 2~3 穴，

口

疮

交替使用，中等强度刺激，留针 5~10 分钟，或悬灸。

（2）用消毒针在溃疡面点刺出血，可立即止痛，并促进愈合，同时可快针合谷、曲池、外关、足三里、牵正、扁桃点等穴。

（3）耳针取交感、胃、内分泌、神门、咽喉、心、肺、口。可交替使用针刺，或王不留行贴穴。

（4）穴位注射取牵正、曲池、颊车、手三里，每次 2 穴，各穴交替使用，每穴注射维生素 B_1 0.5 mL。

（5）涌泉穴外敷法，取适量绿茶、白矾、食醋一起捣匀，分次敷在涌泉穴上，每日 1 次。

2. 食疗法　口糜除了以药物漱口外，饮食宜清淡流质，避免粗硬油腻的食物。

（1）鲜苦瓜 1 只，截断去瓤，纳入茶叶，再接合阴干，每次 6 g，沸水冲泡，代茶饮。

（2）绿豆粉 50 g，甘草 15 g，绿茶 2 g。前二味加水 500 mL，煮沸 4 分钟，加入绿茶即可，分 3 次温服，急需时用连皮生绿豆粉，开水冲服，每日 1 剂。

（3）苹果皮 50 g，蜂蜜 25 g，绿茶 1 g。苹果皮洗净，加水至 450 mL，煮沸 5 分钟，加入蜂蜜、绿茶即可。每日 1 剂，分 3 次温服。

3. 外治法

（1）赴筵散：又称赴宴散，黄芩、黄连、黄柏、山栀子、干姜、细辛等分，研为细末，每用少许，掺于患处。

（2）绿袍散：黄柏 50 g，青黛 15 g，为极细末，掺患处。

（3）白矾 50 g 水飞至 25 g，黄丹 50 g 炒至紫色为度，合研为细末，涂疮上。

呃　逆

【概述】

呃逆俗称"打呃""呃忒"，指胃失和降，气逆动膈，以气逆上冲，喉间呃呃连声，声短而频，难以自制为主要表现的病证。

病因多由饮食不节、情志不遂、正气亏虚等所致。主要病机为胃失和降，膈间气机不利，气逆动膈。病位在膈，病变脏腑关键在胃，且常与肺、肾、肝、脾有关。

【现代医学认识及治疗】

现代医学将膈肌痉挛归于"呃逆"的范畴，胃肠神经症、胃炎、胃扩张、胃手术后、肝硬化晚期、脑血管疾病、尿毒症等疾病，皆可引起本症。发作时胸部透视可判断膈肌痉挛为一侧性或两侧性，必要时做胸部 CT，排除膈神经受刺激的疾病，做心电图判断有无心包炎和心肌梗死。疑中枢神经病变时可做头部 CT、磁共振、脑电图等。疑有消化系统病变时，进行腹部 X 线透视、B 超、胃肠造影，必要时做腹部 CT 和肝胰功能检查，为排除中毒与代谢性疾病可做临床生化检查。治疗呃逆的常用方法是使用抗痉缩药物给予肌内注射，可以通过中枢－内脏神经的调节作用，或使膈神经过度兴奋而达到抑制状态。

【经方辨治】

呃逆的辨证当分清虚实。实证多因寒、热、饮、瘀、气滞、食滞所致，其呃逆声高，气涌有力，连续发作；虚证多见于脾肾虚寒、胃阴不足，其呃逆时断时续，气怯声低乏力。

通过临床总结，分类经方辨治如下。

一、实证呃逆

（一）胃中寒冷

【主证】呃声沉缓有力，胸脘不舒，得热则减，遇寒更甚，进食减少，口淡不渴，喜热饮。舌淡红，苔白润，脉迟缓。

【病机】寒蓄中焦，胃气失和，气机不利，上逆动膈。

【治法】温中散寒，降逆止呃。

【方药】小半夏汤合吴茱萸汤加减。法半夏 12 g，生姜 10 g，橘皮 10 g，竹茹 12 g，人参 10 g，柿蒂 9 g，大枣 3 枚，炙甘草 6 g，丁香 10 g，高良姜 10 g，吴茱萸 6 g，肉桂 6 g。

本方由小半夏汤合吴茱萸汤加橘皮、竹茹、柿蒂、丁香等药所构成。以吴茱萸、肉桂、丁香散寒降逆止呃；半夏、橘皮行气消痞；生姜、高良姜温中散寒；人参、大枣、甘草健脾养胃，补中益气；竹茹化痰止呕；柿蒂降气止呃。

寒重痛甚者，加乌药；寒凝气滞者，加枳壳、厚朴、陈皮；气逆较甚、呃逆频作者，加刀豆、旋覆花、赭石。

（二）胃火上逆

【主证】呃声洪亮有力，冲逆而出，口臭烦渴，喜冷饮，大便秘结，小便短赤。舌红苔黄，脉滑数。

【病机】热蕴胃肠，腑气不畅，胃火上冲。

【治法】清胃泄热，降逆止呃。

【方药】竹叶石膏汤加减。橘皮 10 g，竹茹 12 g，法半夏 10 g，生姜 3 片，大枣 4 枚，人参 15 g，淡竹叶 6 g，柴胡 15 g，炙甘草 5 g，生石膏（先煎）20 g，白芍 15 g。

本方由竹叶石膏汤减麦冬、粳米，加橘皮、竹茹、生姜、大枣、柴胡、白芍所构成。以淡竹叶、生石膏清泻胃热；半夏、橘皮、生姜和胃降逆；人参、大枣、炙甘草调养胃气；竹茹助降逆止呃之力；白芍滋阴养血；柴胡疏肝退热。

腑气不通、痞满便秘者，可合用小承气汤；湿热中阻者，加白豆蔻、黄连。

（三）肝气犯胃

【主证】呃逆连声，常因情志不遂而诱发或加重，脘胁胀闷，嗳气纳减。舌红苔薄白，脉弦。

【病机】肝气郁滞，肝气横逆犯胃，胃气上逆。

【治法】疏肝解郁，降逆止呃。

【方药】旋覆代赭汤加减。旋覆花（包煎）10 g，赭石（包煎）30 g，法半夏 10 g，生姜 15 g，川楝子 10 g，郁金 10 g，刀豆壳 6 g。

本方由旋覆代赭汤减人参、大枣、甘草，加川楝子、郁金、刀豆壳所构成。以旋覆花、赭石降逆止呃；半夏、生姜降逆散结和胃；川楝子、郁金疏肝解郁；刀豆壳下气止呃。

心烦口苦、气郁化热者，加栀子、黄连；气滞生痰、脘闷苔腻者，加陈皮、茯苓；食少便溏者，加党参、大枣、甘草。

二、虚证呃逆

（一）脾肾虚寒

【主证】呃声低长无力，气不得续，面色㿠白，手足不温，泛吐清水，食少乏力，大便溏薄。舌淡苔白，脉沉细弱。

【病机】脾肾亏虚，胃失和降，肾失摄纳，虚气上逆。

【治法】温补脾肾，降逆止呃。

【方药】理中丸加减。党参 10 g，白术 10 g，干姜 10 g，甘草 10 g，丁香 3 g，白豆蔻 6 g，法半夏 6 g，吴茱萸 3 g。

本方由理中丸加丁香、白豆蔻、半夏、吴茱萸所构成。以党参、白术、甘草甘温益气；干姜、吴茱萸温中散寒；吴茱萸、丁香、白豆蔻温胃平呃。

气短乏力、中气大亏者，加黄芪；腰膝酸软、呃声难续者，加肉桂、紫石英、补骨脂、山茱萸。

（二）胃阴不足

【主证】呃声短促而不得续，口干舌燥，烦躁不安，不思饮食，大便干结。舌质红，苔少而干，脉细数。

【病机】津液不足，胃失濡养，气失和降。

【治法】养胃生津，降逆止呃。

【方药】橘皮竹茹汤加减。橘皮 10 g，竹茹 10 g，旋覆花 10 g，代赭石 30 g，沙参 10 g，生地黄 6 g，麦冬 10 g，石斛 6 g，白芍 6 g，炙甘草 6 g，大枣 3 枚，茯苓 10 g，柿蒂 6 g。

本方由橘皮竹茹汤减生姜、人参，加旋覆花、代赭石、沙参、生地黄、麦冬等药所构成。以橘皮、竹茹、柿蒂和胃降气，降逆止呃；沙参、麦冬、生地黄、石斛甘寒生津，滋养胃阴；旋覆花、赭石降逆止呃；茯苓、炙甘草、大枣健脾补中益气；白芍养血滋阴。

阴虚火旺、咽喉不利者，加知母、芦根；气阴两虚、神疲乏力者，加西洋参、山药；胸闷纳呆者，加谷芽、麦芽。

【验方】

1. 刀豆子 60 g，炙研末，每次 6 g，开水送服。

2. 柿蒂 10 g，水煎服。

3. 连翘心（炒）60 g，水煎服。适用于热呃。

4. 荔枝 7 个，连壳烧灰为末，开水送服。适用于虚呃。

5. 五味子 5 粒，慢慢咀嚼，3 分钟可止呃。

6. 生山楂 5~10 个，煮熟，细嚼慢咽，并饮少量温开水；或山楂 30 g，水煎代茶饮。

7. 砂仁 2 g，细嚼慢咽，每日 3 次。

8. 生姜片，咀嚼并吞咽姜汁，一般 1~3 片呃逆可止。

9. 威灵仙 30 g，蜂蜜 30 g，水煎服。

10. 柿蒂（指新鲜柿子或柿饼的蒂）每次 20 枚，煎水成 100 mL，分 2 次口服，每次 50 mL。也可酌情加韭菜籽同煎。

【其他疗法】

1. 中成药　达立通颗粒：清热解郁，和胃降逆，通利消滞，用于肝胃郁热所致痞满证。症见胃脘胀满、嗳气、纳差、胃中灼热、嘈杂反酸、脘腹疼痛、口干口苦，以及运动障碍型功能性消化不良见上述症状者。

用法用量：温开水冲服，每次 1 袋，每日 3 次，饭前服用。

2. 针灸疗法

（1）针刺：取穴膈俞、巨阙、期门、合谷、太渊、太溪、太冲，分组交替治疗。

（2）灸法：取穴乳根。

（3）针刺：取穴呃点（第 3、第 4 颈椎之间旁开 0.3 cm），向人迎穴方向直刺 1~1.5 寸，一般用泻法，老年体弱者用平补平泻法，留针 15~30 分钟。

3. 针刺　取穴中魁（手背、中指近端末节的中点），双侧同时垂直进针，约 0.2 cm，捻转手法，强刺激，运针时嘱患者连续憋气 3~5 次即愈。呃逆停止，嘱患者做腹式深呼吸运动，留针 30 分钟，每 5 分钟捻转运针 1 次。

4. 食疗

（1）黑芝麻、白砂糖各适量。将黑芝麻炒熟，杵碎，拌入白砂糖，每次数汤匙。

（2）韭菜子粉 6~9 g，每日 3~4 次。

（3）醋 2 汤匙，加白糖 1 汤匙，待糖溶解后，慢慢饮下；并用少许醋涂口鼻处。

（4）川椒 200 g 炒研，以面糊丸如梧子大。每次 10 丸，醋汤送服。

5. 外治疗法

（1）草纸 1 张，卷成纸条，点燃，随即吹熄，趁浓烟冒起，放在鼻孔前，做深呼吸 1 次，呃逆便可停止。

（2）冰片少许，放纸烟上，明火点燃，深吸闭气。

（3）皂角（去核）捣为细末，吸入鼻单中少许，至喷嚏为止。

（4）指压疗法：取穴合谷、人迎、翳风，任选 1 穴。

（5）耳穴按压：取穴膈点、神门、交感点。

（6）拔火罐：取膻中穴拔火罐 20~30 分钟，治疗呃逆有效。

噎膈

【概述】

噎膈是由于食管干涩或狭窄，导致吞咽食物时哽噎不顺，饮食难下，或食而复出的疾病。噎即噎塞，为吞咽时哽噎不顺；膈乃格拒，指饮食不得下，或食入后又反出。噎证既可以单独出现，也可以作为膈证的前兆，所以临床上一般常以噎膈并称。

常见病因大抵分为三类：饮食不节、七情内伤和久病年老。基本病机为气、痰、瘀交结，阻隔于食管、胃脘而致。病位在食管，属胃所主，与肝、脾、肾密切相关。

【现代医学认识及治疗】

现代医学根据噎膈的症状表现，将西医学中的食管癌、贲门癌、贲门痉挛、食管憩室、食管神经症、食管炎等归属于本病证的范畴。食管、胃的 X 线检查，胸腹部 CT 检查可以鉴别上消化道占位或憩室病变，也可作为贲门痉挛、食管 – 贲门失弛缓症的诊断条件之一；内镜及病理组织学检查、食管脱落细胞检查有助于食管癌、贲门癌的确诊。

本证的分型论治，各地报道较多，有以病程分型，有以阴阳分型，有以邪正分型，治疗方法也各具特色。其中，采用中西医药物优势扶正抗癌，以 MOF Ⅲ 方案［5-FU、长春新碱、甲基亚硝脲（Me-CCNU）联用］加服中药扶正抗癌汤治疗晚期食管贲门癌，效果显著。

【经方辨治】

噎膈的辨证治疗，应当首先分清标本虚实，主次兼顾。根据病程的初期与中晚期、病证的虚实，区分标本缓急，辨证施治。初期以标实为主，重在治标，宜理气、化痰、消瘀、降火；后期以正虚为主，重在治本，宜滋阴润燥或补气温阳。

通过临床总结，分类经方辨治如下。

一、气机郁结

【主证】吞咽逐渐梗塞，胸膈满闷，胀甚于痛，情绪低落，脾气暴躁，甚至没有快感，严重者还会伴有胸口难受、胸闷、心悸、心慌气短等表现。舌苔薄白，脉沉细弦。

【病机】肝气郁结，阻塞咽膈。

【治法】疏肝解郁，理气畅中。

【方药】半夏厚朴汤加减。半夏10 g，厚朴10 g，茯苓10 g，生姜6 g，紫苏叶10 g，郁金10 g，白芍15 g，代赭石20 g。

本方由半夏厚朴汤加郁金、白芍、代赭石所构成。以半夏、厚朴宽胸理气，降逆止呕；郁金、白芍行气解郁，疏肝理气；茯苓健脾补中；生姜和胃止呕，且制半夏毒；紫苏叶芳香行气，理肺疏肝；赭石重镇降逆。

思虑过多、夜寐欠安者，加酸枣仁、远志；食欲不振者，加砂仁、陈皮、鸡内金、焦三仙；胸胁胀痛甚者，加木香、青皮、枳壳。

二、痰气交阻

【主证】吞咽哽咽，胸膈痞满，甚则更痛，情志抑郁时加重，呕吐痰涎，口干咽燥，大便秘结，多见于嗜酒无度，或过食肥甘厚味之人。舌红，苔薄腻，脉弦滑。

【病机】气郁痰阻，食管不利。

【治法】解郁化痰，润燥降气。

【方药】旋覆代赭汤加减。旋覆花 9 g，半夏 9 g，党参 9 g，茯苓 9 g，白芍 9 g，代赭石 12 g，瓦楞子 12 g，陈皮 3 g，炙甘草 3 g。

本方由旋覆代赭汤减生姜、人参、大枣，加党参、茯苓、白芍、瓦楞子、陈皮所构成。以旋覆花、代赭石下气消痰，降逆止噫；半夏祛痰散结，降逆和胃；党参、茯苓、炙甘草健脾益肺；陈皮理气健脾，燥湿化痰；白芍滋阴养血；瓦楞子助消痰。

痰涎呕吐者，加天竺黄、胆南星；大便不通严重者，加生大黄、莱菔子。

三、津亏热结

【主证】吞咽梗涩而痛，发热口渴，唇舌干燥，胃脘灼热，五心烦热，形体消瘦，皮肤干燥，小便不利，大便秘结。舌红苔黄，脉数。

【病机】阴津枯竭，虚火上逆，吞咽受阻。

【治法】滋阴养血，润燥生津。

【方药】麦门冬汤加减。人参 9 g，白术 9 g，茯苓 6 g，黄芪 6 g，沙参 6 g，麦冬 30 g，生地黄 6 g，枸杞子 4 g，半夏 6 g，陈皮 6 g，生姜 4 g，鸡内金 4 g，当归 4 g，丹参 4 g，白芍 6 g，半枝莲 3 g，白花蛇舌草 3 g，甘草 6 g。

本方由麦门冬汤减粳米、大枣，加茯苓、白术、黄芪、沙参、生地黄、半枝莲、白花蛇舌草等药所构成。以麦冬、沙参滋液润燥，兼清虚热；半夏降逆润肺，防滋腻壅滞；人参、白术、黄芪、茯苓、鸡内金、甘草健脾补气；生地黄、半枝莲、白花蛇舌草清热养阴；枸杞子滋肾阴，补肝血；陈皮理气健脾；生姜温胃止呕化痰；当归、丹参、白芍活血补血滋阴。

胃火偏盛者，加栀子；大便干结、坚如羊粪者，加火麻仁、瓜蒌、何首乌；渴甚者，加天花粉、玄参。

四、瘀血结滞

【主证】饮食梗阻难下，胸膈疼痛或腹部隐痛、刺痛，形体消瘦，纳谷减少，面色晦暗黧黑，肌肤甲错。舌质紫暗，脉细涩。

【病机】瘀血内阻，食管闭塞。

【治法】滋阴养血，破血行瘀。

【方药】桃核承气汤加减。桃仁15g，红花12g，郁李仁6g，制大黄12g，当归尾6g，小茴香6g，桂枝6g，川楝子6g，炙甘草3g。

本方由桃核承气汤减芒硝，加红花、郁李仁、当归尾、小茴香、川楝子所构成。以桃仁、红花、当归尾活血破瘀；大黄苦寒，下瘀泻热；桂枝温通血脉；郁李仁利水行滞；小茴香理气温胃；川楝子行气，气行则血行；炙甘草护胃安中。

瘀阻甚者，加水蛭、三棱、莪术；呕吐较重者，加莱菔子、瓜蒌。

五、气虚阳微

【主证】长期饮食不下，面色㿠白，泛吐涎沫，面浮足肿，形寒气短，精神疲惫，腹胀便溏。舌淡苔白，脉细弱。

【病机】阴损及阳，浊气上逆。

【治法】温补脾肾，益气回阳。

【方药】理中汤加减。党参15g，白术10g，干姜6g，茯苓 15 g，炙甘草 6 g，黄芪 20 g，陈皮 10 g，砂仁 10 g，半夏曲 10 g，大枣 15 g，山茱萸 10 g，枸杞子 12 g，附子 6 g，鹿角胶（烊）10 g。

本方由理中汤加茯苓、黄芪、陈皮、砂仁等药所构成。以党参、白术、黄芪、茯苓、炙甘草、大枣补脾益气；陈皮、半夏曲、砂仁降逆祛痰，和中养胃；附子、干姜温中通脉回阳；山茱萸、枸杞子、鹿角胶补益肝肾。

呕吐不止者，加旋覆花、代赭石；阴津亏损严重者，加石斛、麦冬、沙参。

【验方】

1.生半夏 6 g，生天南星 6 g，莪术 6 g，沉香 3 g，水煎服，每日 1 剂。

2.扶正汤：黄芪 30 g，当归 9 g，女贞子 30 g，补骨脂 9 g，鸡血藤 30 g，竹茹 9 g，水煎，每日 1 剂，2 次分服。治噎膈气血两虚证。

3.穿心莲 10 g，白花蛇舌草 30 g，浙贝母 12 g，玄参 24 g，夏枯草 12 g，海藻 10 g，水煎服。

4.威灵仙、白蜜各 30 g，山慈菇 10 g。水煎 3 次，每煎 2 次分服，每 4 小时 1 次。适用于噎膈痰气交阻证。

5.代赭石 50 g，牛膝 50 g，上药共研成微细粉末，为 24 等分，每日 3 次，每次 1 包。适用于噎膈津亏热结证。

6.山慈菇 120 g，海藻、浙贝母、柿蒂、柿霜各 60 g，法半夏、红花各 30 g，乳香、没药各 15 g，三七 18 g，共为细末。每次 6 g，加适量白蜜，每日 2 次。适用于噎膈之瘀血内结者。

【其他疗法】

1.中成药

（1）沉香透膈丸：行气散瘀。用于气滞血瘀之噎膈。

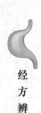

用法用量：每次 10 粒，每日 2 次，含服或温姜水送服。

（2）紫金锭：清热解毒，化湿散结。用于痰气交阻，湿热毒蕴之噎膈。

用法用量：每次 0.6~1.5 g，每日 2 次，温开水磨服或外用。

（3）梅花点舌丹：清热化痰，活血化瘀。用于痰热交阻，气血不畅之噎膈。

用法用量：每次 3 粒，每日 2 次，将药放于舌上，以口麻为度，用温黄酒或温开水送服。

（4）西黄丸：益气活血，软坚散结。用于瘀血内阻，气滞痰凝之噎膈。

用法用量：每次 3~6 g，每日 1 次，温开水送服。

2. 针灸疗法

（1）吞咽困难者，可取天鼎、巨阙、上脘、中脘为主穴，配足三里、内关、风门、厥阴俞、督俞（右）、膈俞、肝俞（左）、脾俞（右）、胆俞、渊液等穴，针刺以中等强度，得气后每针 15 分钟，每日 1 次。

（2）耳针取咽喉（双）透食管（双），针刺。体针取天突穴。

手法：天突穴向下直刺 2~3 寸，进针得气，大弧度捻转后退针。当继续捻转耳针，一般这时患者即能饮水进食。

（3）取体针天鼎穴斜透向天突穴，得气后留针 45 分钟，然后针耳针咽喉（双）透食道（双），即能进饮食和水。

3. 食疗

（1）牛乳韭汁疗法：将牛乳冲开，加韭汁喂下，用量酌情增减。治噎膈反胃。

（2）五汁安中饮：韭汁、牛乳、生姜汁、梨汁、藕汁。不拘多少，时时饮服。治噎膈津枯。

（3）八仙膏：藕汁、姜汁、梨汁、萝卜汁、甘蔗汁、白果汁、竹沥、蜂蜜等分和匀蒸熟，任意食之。治噎食。

（4）噎膈膏：人参、牛乳、人乳、蔗汁、梨汁、芦根汁、桂圆肉汁、姜汁。熬膏，蜜收。治噎膈。

（5）猪脂丸：杏仁、柏子仁、白蜜、橘饼各120 g，猪脂熬净1杯，同捣食之。治噎膈。

4.外治疗法

（1）外敷法：苍术、白术、川乌、生半夏、生大黄、生五灵脂、生延胡索、枳实、当归、黄芩、巴豆仁、三棱、莪术、连翘、防风、芫花、大戟等中药制成药膏，外敷或选穴外贴。

（2）推拿疗法：以理气开郁、化痰消瘀、滋阴养血为治疗大法，用推、按、揉、摩、拿、搓、擦等法。

取穴及部位：天突、中脘、足三里、内关、膈俞、脾俞、丰隆、照海、血海、三阴交、气海、关元。

操作：①推揉胸壁舒气法：两手掌及多指交叉分推前胸，双手掌叠揉胸骨前面，重点在剑突表面操作。②推抹、捏拿上腹，往返施术5~10遍，时间约为5分钟，以透热为度。③敲击上腹，在叠掌揉上腹部的基础上，侧指快速敲击以上部位。④双掌左右分推上背部，单掌推督脉及膀胱经路线，从大椎至背腰交界处，双拇指同时沿膀胱经路线，从大杼推按至三焦俞向下用力，以按为主，叠掌揉背部膀胱经路线。

推拿治贲门痉挛，吞咽困难。方法：患者直坐，医者站立在病者侧边。医者用一只手的手掌心放在患者胸部，另一只手的手掌心放在患者的背部。沿食管上下抚摩，胸前背后同时抚摩5~7分钟，操作时应用力均匀而有节奏，治疗后患者胸背部有舒适感。此外，医者还可用大拇指掐住患者手腕附近的内关穴，其余四指掐住外关穴，对按5~7分钟，以患者有酸胀感并能耐受为度。

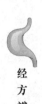

（3）割治：足心割开一小口，取出少量脂肪，并给予割开处强刺激，对吞咽困难有一定作用。

（4）导引：

1）治食管癌：①松静站立，以返观脾肾为主。②快步风呼吸法，圆形运转，每分钟80步，每次20分钟，每日2次。③吞津功每2小时1次。④练六字诀。⑤胃经守引，每日2次，每次64遍。⑥练熊形每日2次。⑦坐禅止观设想法。⑧吐脾音，吐哈音。

2）以鹤翔桩导引第三节"鹤首龙头气通关"中的"鹤音"动作为主。①预备式：两脚平站，略窄于肩；两手下垂，松静站立；舌顶上腭，似笑非笑；双目平视，心澄意静；由上向下放松，将气沉入下丹田，开始意守。引丹田气经会阴，沿督脉上至承浆。②动作：下颌似喙，以颈椎为轴，前点时意念承浆，后收时意念由承浆沿任脉向下，经会阴，再沿督脉上升至百会，为1次。次数不拘，随时可做，以不累为原则。可与鹤翔桩导引结合进行，也可单独只做"动作"部分。③收功：做双回气。双手阻掌捧气似球，缓慢托起，贯入天目穴，然后张臂扩胸与肩平，掌心向下，慢慢从胸前导向下丹田（外导内行），分手抱球，臀后坐，松尾间，松双肩，鼻尖对肚脐（为使上体正直），提肛，收功（将气拢入下丹田）。

痞　胀

【概述】

痞胀是指心下（即胃脘部）闭塞不通，胸膈胀闷不舒，触之濡软，按之不痛的证候。痞胀常由多种原因导致脾失健运，胃失和降，气机升降失常而成。

常见病因大抵分为六类：误下伤中、饮食阻滞、痰气搏结、七情失和、湿浊内阻和脾胃虚弱。病机多以虚痞、实痞分类。其病位在肝、脾、胃，尤与脾的关系更为密切。

【现代医学认识及治疗】

现代医学中的慢性浅表性胃炎、慢性萎缩性胃炎、胃神经症、胃下垂、消化不良症、胃肠功能紊乱等疾病，可出现以胃脘部痞塞、满闷不舒为主要表现，即是痞满。在其他疾病过程中，如出现痞满症状者，亦可参照本篇辨证施治。早期肝硬化、胸腔积液、心绞痛、心肌梗死表现为胸脘满闷者不属于本病证范围。

现代医学主要通过根除幽门螺杆菌（Hp）、抑制胃酸、促进胃肠动力及保护胃黏膜等方法治疗痞满，但往往难以取得满意的疗效，且复发率较高。

【经方辨治】

痞胀有虚实之分。痞胀食后尤甚，饥时可缓，便秘、舌苔

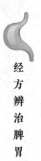

厚腻，脉实有力者为实痞，多因外邪由表入里，留连胸膈间及心下；或饮食无度，致食积阻滞；或情志失和，气机郁结；或痰湿内阻，气滞不畅等致中宫壅塞，不得宣通，气机升降失常，则成痞满，而以邪气实为其主要矛盾。痞胀能食，饥饱均满，食少纳呆，大便清利、虚无力者属虚痞，多因素体虚弱，脾胃不健，或过用克伐之剂损伤脾胃，使脾失健运，胃纳呆滞，气机不畅，中焦失和而成，则以正气虚为其主要矛盾。

痞胀亦有寒热之别，多从舌、脉、症等方面辨析。一般舌质红、舌苔黄腻或黄燥，脉滑数，症见痞满势急，口渴喜冷饮，口苦心烦，便秘者为热证。若舌质淡，苔薄白或白腻，脉沉迟或沉涩，痞满绵绵，得热则减，口淡不渴，或渴不欲饮，畏寒喜热，大便溏稀者为寒证。

在病变过程中，寒、热、虚、实可相互转化，也可出现虚实相兼、寒热错杂等复杂证型，故在临床上，应详审病因，随症灵变，不可过于拘泥。

一、实证

（一）邪热内结

【主证】心下痞满，胸膈满闷，按之濡软不痛，烦躁口渴，或见大便秘结。舌质红苔黄或腻，脉滑数。

【病机】邪热阻结，胃气壅滞，气机不畅。

【治法】清热消痞，破结除满。

【方药】三黄泻心汤。大黄6 g，黄连5 g，黄芩5 g。

本方由大黄、黄连、黄芩仅三味药组成，取其苦寒清泻中焦邪热，以消除痞满。

若胸闷心烦者，加瓜蒌、栀子以宽中行气，清热除烦；恶心呕吐者，加竹茹、旋覆花降逆止呕；口渴欲饮者，加天花粉、连翘以清热生津；腹胀便秘者，加芒硝、枳实以软坚通便，行气消胀。

（二）饮食积滞

【主证】胸脘满闷，痞塞不畅，嗳腐吞酸，不思饮食，恶心呕吐，或吐出宿食积滞。舌质淡红，苔厚腻，脉弦滑。

【病机】食积不化，气机壅塞，胃失和降。

【治法】消食导滞，和胃降逆。

【方药】保和丸合枳术丸。山楂18 g，神曲15 g，半夏9 g，茯苓9 g，陈皮10 g，连翘10 g，枳实6 g，白术10 g，莱菔子10 g。

本方由保和丸及枳术丸组成，变丸为汤，山楂、神曲、莱菔子擅消胃中食积；半夏燥湿化痰散气；茯苓健脾和中；陈皮理气；连翘清热散结；枳实、白术健脾消食。

若食积较重、痞满胀甚者，加厚朴、麦芽以行气消积；食积化热、烦躁口渴者，加连翘、黄连以清热除烦；大便秘结者，加大黄、槟榔以导滞通便；湿浊内盛、舌苔厚腻者，加苍术、茯苓以健脾燥湿。

（三）痰湿内阻

【主证】胸脘痞塞，满闷不舒，恶心欲吐，痰多或咯出不爽，头昏目眩，身重倦怠。舌质淡红，苔厚腻，脉滑或弦滑。

【病机】痰聚湿阻，清阳不升，浊阴不降。

【治法】祛湿化痰，理气宽中。

【方药】半夏厚朴汤加减。半夏10 g，茯苓9 g，陈皮10 g，苍术10 g，厚朴10 g，甘草5 g，生姜6 g。

本方由半夏厚朴汤去紫苏梗，加陈皮、苍术、甘草而成。半夏厚朴汤行气散结，燥湿化痰；陈皮理气；苍术燥湿健脾；

甘草补脾和中。

若气逆不降、噫气不除者，加旋覆花、赭石以化痰降逆；胸膈满闷较甚者，加薤白、枳壳、瓜蒌以理气宽中；咯痰黄稠、心烦口干者，加黄芩、黄连以清化痰热；兼有表证者，加紫苏叶、香附以理气解表。

（四）肝郁气滞

【主证】胸膈痞满，脘胁作胀，心烦易怒，嗳气纳差，或时作太息。舌质淡红，苔薄白，脉弦。

【病机】七情郁结，肝失条达，气机阻滞。

【治法】疏肝解郁，理气除痞。

【方药】四逆散加味。柴胡10 g，枳实10 g，白芍10 g，甘草6 g，苍术10 g，香附10 g，川芎10 g，神曲10 g，山栀子10 g。

本方由四逆散加苍术、香附、川芎、神曲、山栀子而成。四逆散疏肝理气；苍术燥湿健脾；香附行气解郁；川芎活血行气；神曲消食和中；山栀子清热泻火。

若气郁化火、口苦心烦者，加龙胆、川楝子以清肝泻火；湿浊内阻、舌苔厚腻者，加茯苓、薏苡仁以淡渗利湿；痰多胸闷或咯痰不爽者，加半夏、陈皮以理气化痰；若素体虚弱、中气不足而兼肝郁气滞者，不宜专用香散耗气之剂，可用四磨饮（《济生方》）。方中人参、槟榔、沉香、乌药以破滞降逆，兼益气扶正，使理气而不伤正，补气不滞邪。

二、虚证

（一）脾胃虚弱

【主证】心下痞满，胸膈不舒，腹胀时减，时宽时急，饥而不食，喜热喜按，倦怠乏力，大便溏稀。舌质淡红，苔薄白，脉沉细或虚大无力。

【病机】脾虚不运，气滞不行，升降失常。

【治法】益气健脾，升清降浊。

【方药】补中益气汤加味。党参12 g，黄芪20 g，白术10 g，当归10 g，升麻3 g，柴胡3 g，甘草6 g，枳壳10 g，麦芽15 g。

本方由补中益气汤去陈皮，加枳壳、麦芽而成。补中益气汤补益中气；枳壳行气宽中；麦芽健胃消食。

若脾阳虚弱、畏寒怕冷者，加附子、吴茱萸以温经散寒；湿浊内盛、舌苔厚腻、脘闷纳呆者，加茯苓、薏苡仁以淡渗利湿；腹满纳差者，加砂仁、神曲芳香醒脾，化浊消食；气滞较甚、脘腹胀满者，加木香、佛手以理气除满；兼肝气郁滞者，加川楝子、郁金以疏肝化瘀；命门火衰、腰膝酸冷、大便溏稀者，加肉桂、附子以温补肾阳，脾肾同治。

（二）胃阴不足

【主证】脘腹痞闷，嘈杂，饥不欲食，恶心嗳气，口燥咽干，大便秘结。舌红少苔，脉细数。

【病机】胃阴亏虚，胃失濡养，和降失司。

【治法】养阴益胃，调中消痞。

【方药】益胃汤加味。北沙参15 g，麦冬15 g，生地黄15 g，玉竹15 g，冰糖15 g，香橼10 g。

本方由益胃汤加香橼而成。益胃汤养阴益胃，香橼疏肝理脾，消除心腹痞满。

津伤较重者，加石斛、天花粉加强生津；腹胀较著者，加枳壳、厚朴理气消胀；食滞者，加谷芽、麦芽消食导滞；便秘者，加火麻仁、玄参润肠通便。

痞胀

三、虚实相兼，寒热错杂证

（一）寒热错杂

【主证】心下痞满，按之柔软不痛，呕恶欲吐，口渴心烦，脘腹隐痛，肠鸣下利。舌质淡红，苔白或黄腻，脉沉弦。

【病机】误下伤中，寒热互结，气机壅塞。

【治法】寒热并用，和中消痞。

【方药】半夏泻心汤。半夏 10 g，黄芩 10 g，干姜 10 g，党参 10 g，炙甘草 6 g，黄连 3 g，大枣 7 枚。

本方寒热并用，和中消痞。半夏燥湿化痰，开结降逆，和胃消痞。干姜与黄芩、黄连相伍，辛开苦降，宣达结气，以泻心消痞。人参、大枣、甘草补益脾胃。

若脘痞腹胀较甚者，加枳壳、厚朴以行气除满；恶心呕吐者，加竹茹、旋覆花以降逆止呕；脾阳虚甚、中焦虚寒、畏寒腹痛者，加吴茱萸、附子以温经散寒；下利湿重、舌苔厚腻者，加茯苓、车前子以利湿止泻；脘闷纳差者，加神曲、焦山楂以消食导滞。

（二）虚实相兼

【主证】心下痞满，按之不痛，呕恶心烦，口渴不欲饮，干噫食臭，肠鸣下利。舌质淡红，苔白腻偏厚或滑腻，脉沉弦或虚大无力。

【病机】脾胃虚弱，水热互结，中焦失和。

【治法】调补脾胃，化饮清热。

【方药】生姜泻心汤。生姜 12 g，炙甘草 10 g，党参 12 g，干姜 7 g，黄芩 10 g，黄连 3 g，半夏 10 g，大枣 12 g。

本方补泻并用，化饮清热，和中消痞。

若嗳气频作，其味酸腐者，加麦芽、神曲以消食化积；脘腹痞满较甚者，加枳壳、厚朴以行气除满；肠鸣下利较甚者，加茯苓、车前子以健脾利水止泻。

胃气虚弱，气滞成痞，而见纳谷不化，腹中雷鸣下利，心下满闷，干呕心烦者用甘草泻心汤（即半夏泻心汤加重炙甘草用量）以调中补气，和胃消痞。

胃气虚弱，痰浊内阻，气逆不降，心下痞硬，噫气不除者，用旋覆代赭汤（《伤寒论》）以益气和胃、降逆化痰。

【验方】

1. 单验方

（1）生姜（拍碎剁末）50 g，陈皮 10 g，大枣数枚，水煎服。用于感寒所致脘腹胀满。

（2）佛手 30 g，山楂 15 g，麦芽 15 g，神曲 15 g，水煎服。用于食积痞满。

（3）枳壳 10 g，陈皮 10 g，水煎服。用于气滞证。

（4）白豆蔻 3 g，藿香、生姜各 6 g，半夏、陈皮各 5 g，水煎服。用于脾虚湿阻之痞满。

（5）神曲 30 g，炒萝卜籽 10 g，麦芽 10 g，水煎服。用于因食用谷米食物过多导致腹胀厌食者。

（6）怀山药 30 g，鸡内金 9 g，蜂蜜 15 g。怀山药、鸡内金用水煎取汁，调入蜂蜜，搅匀，每日 1 剂，分 2 次温服。用于脾胃虚弱、运化不健之食积腹胀者。

（7）荔枝核 100 g，橘皮 10 g，研成细末，饭前 5 g，每日 3 次。用于肝气郁滞所致脘腹胀满者。

（8）绿萼梅 10 g，绿茶 4 g，上方以沸水冲泡，代茶频饮，兑开水再饮，每日 1 剂。用于肝胃不和证。

（9）草果，煨黄研细末，每次 3 g，温开水送服。主治脘腹痞满积滞者。

（10）丁香 3 g，草果 3 g，高良姜 3 g，红糖少许，水煎服。适用于脘腹痞满，喜热喜按。

（11）砂仁 3 g，木香 3 g，红糖 6 g，水煎服。适用于脾胃虚弱、气滞痞满证。

（12）生姜 10 g，槟榔 10 g，红糖 6 g，水煎，为 1 次剂量。适用于脘腹痞满、大便秘结、欲呕恶者。

（13）鸡内金 50 g，胡椒 10 g，共为细末，每次 1 g，温开水送服。适用于心下痞满、纳差等。

（14）扁豆粥：白扁豆 250 g，党参 12 g，大米适量，先煮熟白扁豆去其皮，入党参、大米适量煮粥；主治脾胃虚弱之痞满证。

（15）白萝卜汤：用白萝卜适量，煮汤服；顺气化痰，消除痞满。

2. 常用中成药

（1）四磨汤口服液：顺气降逆。用于气滞、食积所致脘腹胀满。

用法用量：每次 10~20 mL，每日 3 次。

（2）达立通颗粒：清热解郁，和胃降逆，通利消滞。用于肝胃郁热所致痞满，症见胃脘胀满、嗳气、纳差、胃中灼热、嘈杂反酸、脘腹疼痛、口干口苦；运动障碍型功能性消化不良见上述症状者。

用法用量：温开水冲服，每次 1 袋，每日 3 次，饭前服用。

（3）气滞胃痛颗粒：疏肝理气，和胃止痛。用于情志不畅，肝气犯胃所引起的胃痛连胁、嘈杂恶心等症。

用法用量：每次 1~2 袋，每日 3 次。

（4）香砂和胃丸：健脾开胃，行气化滞。用于脾胃虚弱之脘腹胀满，食欲不振。

用法用量：每次 6 g，每日 2 次。

（5）养胃舒胶囊：滋阴养胃。用于胃阴亏虚所致的脘腹满闷。

用法用量：每次 2 粒，每日 3 次。

（6）加味保和丸：健脾消食。用于饮食积滞之胃痞。

用法用量：每次 6~9 g，每日 3 次。

（7）补中益气丸：补中益气，升阳举陷。用于脾胃虚弱，中气下陷所致食少腹胀。

用法用量：每次 6 g，每日 3 次。

（8）胃力康颗粒：行气活血，泄热和胃。用于肝胃郁热之脘腹痞满，嗳气吞酸者。

用法用量：每次 10 g，每日 3 次。

【其他疗法】

1. 外治法

（1）外用烫熨法，麸皮 30 g，生姜渣 15 g，拌匀炒热后用布包裹，揉熨患处。适用于脾胃虚弱，中寒痞满症。①肉桂粉、沉香粉等量以酒调成糊状敷于脐部，外用麝香壮骨膏外贴固定，每日更换 1 次。②香附、五灵脂各 30 g，黑牵牛子、白牵牛子各 15 g，加醋炒熨脐周，每日 1 次，每次 30 分钟。③木香、干姜、白胡椒等分，为末敷脐，胶布贴盖，每 3 日更换 1 次。

（2）双手烘热，按摩患处，反复进行，使局部温热较甚为止。适用于脘腹痞满，喜热喜按者。

（3）用 505 神功元气袋或寿世健身袋，系裹于脐部。主治胃寒痞满之症。

2. 针灸

（1）体针疗法：

痞
胀

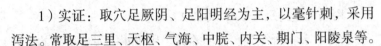

1）实证：取穴足厥阴、足阳明经为主，以毫针刺，采用泻法。常取足三里、天枢、气海、中脘、内关、期门、阳陵泉等。

2）虚证：取穴背俞、任脉、足太阴、足阳明经为主，毫针刺，采用补法。常取脾俞、胃俞、中脘、内关、足三里等。

（2）耳针疗法：取脾、胃、肝、交感、大肠，实证宜针刺法，一般刺入深度为2~3分，按顺时针方向中等幅度捻转，留针5~10分钟，每日1次。虚证宜采用埋针法，亦可用针刺法。埋针一般选取1~2穴，采用针刺法时同上法，应按逆时针方向小幅度捻转，留针10~20分钟，隔日1次，10次为1个疗程。

3.按摩　患者取仰卧位，取中脘、气海、天枢、关元等穴，以一指禅法缓慢从中脘推至气海，往返5~6遍，每日1次。适用于痞满属实者。

患者取俯卧位，取脾俞、胃俞、大肠俞、长强等穴，用滚法，从上至下，往返3~4，至局部出现热胀感为宜。适用于痞满虚证。

患者也可自行按摩，其方法为：①患者双手掌心相搓至热，然后用掌心置于剑突下，向顺时针和逆时针方向各揉30次，每日2~3次，能调理气机，消除痞满。②取足三里穴，以右手拇指按摩右足三里穴，力量逐渐加大，向顺时针和逆时针方向按摩5次，使局部有酸、胀、困、麻感为宜，然后以左手拇指以同样的方法按摩左足三里穴，具有调理气机、减轻痞满之功。

4.导引　导引疗法对治疗痞满也有裨益，能调和脾胃气机，促进胃肠功能的恢复。根据个人体质情况，患者可选用"真气运行法""聚气功""铜钟功""鹤翔桩"等功法。练功时必须参阅有关书籍，掌握所练功法的要领，最好在专业人员指导下进行，以防在练功中出偏差。

纳 呆

【概论】

"纳"指胃之容纳饮食;"呆"指迟滞、呆迟,纳呆是指以不思饮食,饮食减少,不饥不纳,或食不知味为主要表现的病症。"纳呆"可因外感或内伤疾病所致。

常见病因大抵分为六类:外邪犯胃、饮食内伤、情志失调、脾胃虚弱、脾胃阳虚和其他原因(使用有损脾胃的药物,如长期应用抗生素;或滥用壅补之品而致者,十分常见;或因化疗、放疗刺激而致)。病机为脾胃升降失司,胃失健纳。其病位在胃,而与脾、肝、肾密切相关。

【现代医学认识及治疗】

纳呆为现代医学临床常见病症。可见于脾胃本身疾病,如消化不良、急慢性胃炎、肠炎、溃疡病等;或见于各种急慢性疾病的过程中,以及病后恢复期;长期应用有损脾胃的药物及化疗、放疗过程中也可出现本症。常表现为食欲不振、消化不良等症状,即是纳呆,均可参考本节进行辨证论治。肝硬化、肿瘤等患者可能出现食欲不振等类似主症,不属于该疾病范畴。

现代医学一般从两个方面治疗本病:首先是一般治疗,在生活中应"防""治"相结合,注意情绪影响;饮食规律,防止消化不良;其次是原发病治疗,当出现纳食异常症状时,积极寻找病因，治疗原发病，多以胃动力药等给予治疗。

【经方辨治】

纳呆辨证有虚实之分、脏腑之别。纳呆症有缓急之别，病程有长短之异，症急病程短者多由感受六淫之邪及暴饮暴食所致，为邪实之证，祛除病邪，邪祛正安，则纳食可以在短期内恢复正常；症缓而病程长者，多由于脾胃虚弱、脾肾阳虚或情志失调所致，为正虚或兼邪实之证，迁延难愈，反反复复，时轻时重，虚实之证又可互为因果，实证因失治、误治，或过用脾胃克伐之物，耗伤正气，或能转为虚证；虚证调治失当，或复感六淫之邪，或药物等重损脾胃之气，以致虚实夹杂，又可进一步加重病情，甚至于谷食不思。故应辨证分析，区别施治。

一、外邪犯胃

【主证】突然纳食减少，起病较急。感受风寒者可兼见恶寒发热，头痛无汗。舌苔薄白，脉浮紧；感受风热者，或兼见恶寒发热，头痛汗出。舌苔薄黄，舌质红，脉数；感受暑湿之邪者，多于长夏，或兼见呕恶，发热汗出，口渴，体重胸闷。舌质红，舌苔黄腻，脉濡数。

【病机】外邪束表，胃失降纳，脾运失职。

【治法】疏解外邪，醒胃运脾，

【方药】半夏厚朴汤加味。藿香 10 g，紫苏 10 g，陈皮 6 g，半夏 10 g，茯苓 10 g，白术 10 g，大腹皮 10 g，厚朴 6 g，白芷 6 g，生姜 6 g，大枣 10 g。

本方由半夏厚朴汤加藿香、陈皮、白术、大腹皮、白芷、大枣而成。半夏厚朴汤行气散结，降逆化痰；藿香辛温解表，芳香化浊；陈皮理气燥湿；白术健脾化湿；大腹皮下气利水；白芷化湿运脾；大枣补中。

发热恶寒者，加荆芥、防风。上方以风寒湿邪侵袭致病者为宜，若属风热犯胃者，以银翘散加减；因暑湿引起纳呆者，以新加香薷饮加减。

二、饮食停滞

【主证】谷食不思，脘腹胀满疼痛，嗳反酸腐，大便秽臭溏薄或秘结。舌苔厚腻脉滑。

【病机】食伤胃腑，壅滞中焦，脾运失职，气机不利。

【治法】消食导滞，调和脾胃。

【方药】泻心汤加味。枳实5 g，大黄6 g，黄连5 g，黄芩5 g，白术10 g，神曲10 g，茯苓10 g，木香3 g，焦山楂10 g。

本方由泻心汤加枳实、白术、神曲、茯苓、木香、山楂而成，泻心汤清泻心下痞热，攻积泻热；枳实行气消积；白术健脾燥湿；神曲、山楂消食化滞；茯苓化湿健脾；木香理气导滞。

呕吐者，加半夏、陈皮；伤酒食者，加葛花；伤面食者，加炒谷芽、炒麦芽；伤生冷食物者，加干姜、砂仁，去黄芩、黄连。

三、肝气犯胃

【主证】每于情志怫郁则胸闷胁痛，纳谷不思，食后胃脘作胀，嗳气频频，嗳之则舒。舌边红，苔薄，脉弦。

【病机】肝气不疏，横逆犯胃，胃失和降，脾运失司。

【治法】疏肝理气，和胃健脾。

【方药】四逆散加味。柴胡6 g，枳壳5 g，白芍10 g，半夏10 g，厚朴6 g，紫苏叶10 g，茯苓10 g，甘草3 g，木瓜10 g。

本方由四逆散加半夏、厚朴、紫苏叶、茯苓、木瓜而成。四逆散疏肝理气，半夏消痞散结；厚朴下气；紫苏叶理气消滞；茯苓化湿健脾；木瓜平肝和胃。

如肝气郁结、化热吞酸，加左金丸，阴伤加川石斛、北沙参；如气滞血瘀者，加丹参、山药、砂仁；脾虚便溏乏力者，加山药、炒扁豆。

四、湿困脾土

【主证】不知饥饿，胃呆纳钝，胸脘痞塞，满闷不舒，身重倦怠，头昏如蒙，恶心欲呕，小便短赤，大便溏而不爽。舌苔厚腻，脉濡细或滑。

【病机】湿困脾胃，脾不运化，升降失调，胃失和降。

【治法】祛湿运脾，顺气宽中。

【方药】苍白二陈汤加味。苍术 6 g，白术 10 g，半夏 10 g，陈皮 6 g，茯苓 10 g，甘草 3 g，枳壳 5 g，砂仁 3 g，佩兰 10 g。

本方由苍白二陈汤加枳壳、砂仁、佩兰而成。苍白二陈汤燥湿化痰，枳壳理气宽中；砂仁化湿开胃；佩兰芳香化湿，醒脾开胃。

若湿已化热，湿热并重，加黄连、芦根、滑石；若兼夹食滞者，加神曲、麦芽；兼脾胃气虚者，加党参。

五、脾胃虚弱

【主证】不知饥饿，胃呆纳少，胸脘不舒，气短乏力，体倦懒言，大便溏薄。舌淡苔薄白，脉细或虚大无力。

【病机】脾胃虚弱，运化失职，胃不磨谷，纳化呆钝。

【治法】益气健脾，升清降浊。

【方药】谷神丸。党参 10 g，砂仁 3 g，神曲 10 g，香附 10 g，青皮 5 g，陈皮 6 g，枳壳 6 g，莪术 10 g，三棱 10 g，炒麦芽 10 g。

若气虚及阳，脾胃阳微，中寒不运，加附子、益智仁；若中气下陷，食后胀甚，卧则胀减，加补中益气丸，升提中气；若兼食积化热者加连翘、黄连。

六、脾胃阳虚

【主证】胃呆纳钝，腰膝酸困，畏寒肌冷，四肢不温，大便溏薄，完谷不化，夜尿频多，小便清长。舌淡胖，苔薄白，脉沉细。

【病机】肾阳衰微，脾失温煦，谷难腐熟，升降失调。

【治法】温补肾阳，益气健脾。

【方药】理中丸加味。熟地黄 10 g，吴茱萸 5 g，淡附片 10 g，五味子 5 g，补骨脂 10 g，肉豆蔻 5 g，荜茇 5 g，甘草 3 g，炮姜 5 g，党参 10 g，白术 10 g。

本方由理中丸加熟地黄、吴茱萸、附子、五味子、补骨脂、肉豆蔻、荜茇而成。理中丸温中健脾，散寒除湿；熟地黄滋阴益胃；附子补火助阳；吴茱萸、五味子、补骨脂、肉豆蔻温肾暖脾；荜茇温中散寒。

若气短乏力，加黄芪；脊背如水淋者，加鹿角片、益智仁；腰酸甚者，加杜仲、川续断；兼脘腹作胀者，加砂仁、陈皮、神曲、半夏。

七、脾胃阴虚

【主证】饥不欲食，胃脘嘈杂灼热，口干唇燥，四肢无力，溲赤便干。舌红少津，少苔或无苔，脉细数或弦细数。

【病机】脾胃阴虚，失于濡润，纳化失常，谷食不化。

【治法】养阴益胃，兼清余邪。

【方药】竹叶石膏汤加减。北沙参 10 g，麦冬 6 g，玉竹 10 g，生地黄 10 g，太子参 10 g，半夏 10 g，甘草 5 g，竹叶 5 g，生石膏 15 g。

本方由竹叶石膏汤去粳米，加玉竹、生地黄而成。竹叶石膏汤清热泻火，益气和胃；玉竹、生地黄生津益胃。

若肾阴虚者，去石膏，加女贞子、天冬、枸杞子；若兼瘀阻者，加桃仁、丹参；纳呆明显者，加木瓜、山楂、麦芽；兼见气虚者，加党参。

【验方】

1. 单验方

（1）蒲公英 15~30 g，水煎服。用于湿热中阻。

（2）藿香 10~15 g，白术 10~15 g，水煎服。用于寒湿内蕴。

（3）莱菔子 15 g，水煎，送服木香面 4.5 g。用于食积胃脘。

（4）香附 6 g，水煎服。用于肝胃气滞者。

（5）党参 10~15 g，白术 10~15 g，水煎服。用于脾胃气虚。

（6）百合 30 g，玉竹 10 g，水煎服。用于胃阴亏虚。

（7）肉桂 3 g，巴戟天 10 g，白术 10 g。用于脾肾阳虚。

（8）山楂肉 120 g，水煮食之，并饮其汁，治疗因肉积不消而纳呆者。

（9）清明时取柳叶一大把，熬汤煮小米做饭，洒面滚如珠状，晒干，装袋悬风处。用时烧滚水，随意下此米，米沉则住火，少时米浮，取看无硬心则熟，或顿食之，久则面散不黏矣，名曰络索米。治脾胃虚弱，不思饮食，食下不化，病似反胃、噎膈者。

（10）茴香 60 g，生姜 120 g，同捣匀，入净器内，湿纸盖一宿，次以银石器中文武火炒黄焦为末，酒糊丸，梧子大，每次 10~25 丸，温酒送服。可温胃散寒以开胃。

（11）鸡内金、干葛为末等分，面糊丸，梧子大，每次 50 丸。

可消导酒积而开胃。

（12）五灵脂30 g，木香15 g，巴豆40粒，煨熟去油，共为末，糊丸，绿豆大，每日5丸。可化食消气以开胃。

2. 常用中成药

（1）香砂六君子丸：健脾理气，和胃化湿。用于脾虚气滞，嗳气食少，脘腹胀满，大便溏泄之胃痛者。

用法用量：每次6 g，每日2次。

（2）保和丸：消食，导滞，和胃。用于食积停滞，脘腹胀满，嗳腐吞酸，不欲饮食。

用法用量：每次1~2丸，每日2次。

（3）胃苏冲剂：理气消胀，和胃止痛。用于胃脘胀痛。

用法用量：每次15 g，每日3次。

（4）香砂养胃丸：温中和胃。用于不思饮食，胃脘满闷或泛吐酸水。

用法用量：每次3 g，每日3次。

（5）温胃舒：温中健脾。用于脾胃虚寒，脘腹冷痛，呕吐泄泻，手足不温之胃痛。

用法用量：每次1~2袋，每日3次。

（6）养胃舒：滋阴养胃，行气消导。用于口干、口苦、纳差、消瘦等阴虚胃痛证。

用法用量：每次1~2袋，每日2次。

（7）三九胃泰：清热化湿，理气和胃。用于湿热交阻，脾胃不和之胃痛。

用法用量：每次1~2包，每日3次。

【其他疗法】

1. 针灸疗法

（1）体针：以取足阳明、手厥阴、足太阴、任脉穴为主。

处方：脾俞、胃俞、内关、中脘、足三里。

操作：毫针刺，实证用泻法，虚证用补法，胃寒及脾胃虚寒宜加灸。

（2）耳针：取胃、肝、脾、神门、交感。毫针刺中等强度刺激，或用王不留行贴压或埋针。

（3）穴位注射：取脾俞、胃俞、中脘、足三里，每次2穴，用黄芪、丹参或当归注射液，每穴注射药液1 mL，每日1次。

2. 外治疗法

（1）外敷法：

1）取藿香、佩兰、陈皮、山药、扁豆、白芷、白术各等分，研为细末，用纱布包扎，外敷神阙穴，7天为1个疗程，每2~3日换药1次。

2）取高良姜、青皮、陈皮、苍术、薄荷、蜀椒各等分，研为细末，做成香袋，佩戴于胸前。

（2）推拿疗法：以健脾理气为治疗大法，用一指禅推、按、揉、摩、拿、搓、擦等法。

取穴及部位：脾俞、胃俞、中脘、合谷、天枢、手三里、内关、足三里、气海、胃脘部、背部、肩及胁部。

操作：①患者仰卧位，医者站于一侧。用轻快的一指禅推法在中脘、天枢、气海施术，每穴2分钟，四指摩胃脘部1~2分钟，按揉足三里2分钟。②患者俯卧位，用一指禅推法自肝俞至三焦俞，往返施术5~10遍，再用较重的按揉法在肝俞至三焦俞施术，时间约为5分钟。最后施以擦法，以透热为度。③患者坐位，较重力按揉手三里、内关、合谷，搓肩臂和两胁，往返10~20遍。

呕 吐

【概述】

呕吐是指胃中之物经食管口腔而出的病证,是因胃失和降、胃气上逆而致。有物有声谓之呕,有物无声谓之吐,无物有声谓之干呕或哕。临床上呕与吐多并见,常合论之。

本病病机可归为虚实两类,实证多因外邪侵袭、饮食内伤、情志失调等而致,虚证多因脾胃虚弱而引起。虚实之间可相互转化,或表现为虚实夹杂之证。病机关键为胃失和降、气逆于上。其病变脏腑主要在胃,与肝、脾密切相关,可涉及胆、肾。呕吐病久,或失治误治,日久不愈,多耗气伤津,引起气随津脱等变证。

【现代医学认识及治疗】

引起呕吐的病因很多,按发病机制可分为:反射性呕吐,中枢性呕吐、神经性呕吐及前庭障碍性呕吐,在多种疾病的过程中,如急性胃炎、幽门梗阻、肠梗阻、胆囊炎、胰腺炎、肝炎等疾病,表现为以呕吐为主症时,可按此论治。

现代医学治疗分为对因治疗和对症治疗,主要为对因治疗,即找出引起呕吐的原发疾病,积极治疗原发病以解除症状;在呕吐严重引发患者强烈不适时,亦可短期应用止吐药物,以图尽快缓解症状。

【经方辨治】

呕吐的辨治，当辨明病性的虚实寒热，如实证呕吐多发病急骤，病程较短，呕吐量多；而虚证呕吐，常为脾胃虚寒、肝胃虚寒、胃阴不足引起，起病缓慢，病程较长，呕而无力，时作时止，吐物不多，酸臭不甚。呕吐病位在胃，与肝胆脾肾相关，辨证时应注意辨别病变脏腑的不同。临证时仔细询问并观察呕吐物的性质，可反映病变的虚实寒热、病变脏腑等。呕吐的基本治疗原则为"和胃降逆止呕"，实者重在祛邪，虚者重在扶正，虚实并见者，则攻补兼施。

一、实证呕吐

（一）外邪犯胃

【主证】突然呕吐，吐出有力，起病较急，常伴发热无汗、头身疼痛等表证。苔白，脉浮。

【病机】外邪犯胃，胃失和降。

【治法】解表祛邪，降逆和胃。

【方药】藿香正气散。藿香10 g，紫苏6 g，厚朴6 g，陈皮10 g，大腹皮10 g，白芷10 g，茯苓15 g，白术10 g，半夏10 g，桔梗5 g，甘草3 g，生姜3 g，大枣15 g。

方中藿香和胃悦脾、芳化湿浊；半夏燥湿降气、和胃止呕；厚朴宽胸下气；紫苏、白芷助藿香疏邪化浊；陈皮理气燥湿、并能和中；茯苓、白术健脾运；大腹皮行滞气；生姜、大枣、甘草调和脾胃。诸药合用，使胃气自和。

如兼有宿滞，胸闷腹胀者，去大枣、甘草、白术，加鸡内金、神曲以消食化滞。

（二）痰饮内阻

【主证】呕吐清水痰涎，胸脘满闷，不欲饮食，目眩心悸，或呕而肠鸣有声。舌苔白腻，脉滑。

【病机】痰饮内停，胃气上逆。

【治法】温化痰饮，和胃降逆。

【方药】苓桂术甘汤加减。茯苓 15 g，桂枝 6 g，白术 20 g，陈皮 10 g，半夏 12 g，生姜 6 g。

本方由苓桂术甘汤减甘草，加陈皮、半夏、生姜等组成。以茯苓、桂枝、白术温阳蠲饮，又可健脾化饮以治本；陈皮理气调中；半夏、生姜化痰降逆，气降痰化则呕止晕除。

如痰郁化热、壅阻于胃、胃失和降，症见呕吐心烦、口苦、口腻等，可加橘皮竹茹汤清热化痰降逆。

（三）肝气犯胃

【主证】呕吐吞酸，嗳气频作，胸胁胀痛，心烦易怒，女性可见月经不调、乳房肿块等，每遇情志刺激加重。舌边红，苔薄腻，脉弦。

【病机】情志失调，气机逆乱。

【治法】疏肝理气，和胃降逆。

【方药】半夏厚朴汤。半夏 12 g，厚朴 6 g，茯苓 15 g，生姜 6 g，紫苏叶 6 g。

方中半夏化痰散结、降逆和胃，厚朴下气除满，二药相合化痰结，降逆气；茯苓健脾渗湿；生姜和胃止呕，制半夏之毒；紫苏叶行气疏肝，助厚朴行气宽中；诸药合用，共奏疏肝行气、降逆化痰之功。

若肝郁化热者，加黄连、吴茱萸；化火伤阴者，加沙参、麦冬。

呕吐

（四）胆胃不和

【主证】呕吐吞酸、胃脘不适，食后尤甚，口苦、恶心，寐差，舌体瘦薄。质红，苔薄黄，脉细弦。

【病机】胆胃失和，胃气逆乱。

【治法】调畅少阳，利胆和胃。

【方药】柴胡桂枝汤加减。柴胡10 g，黄芩10 g，芍药10 g，党参20 g，甘草6 g，半夏10 g，生姜6 g，桂枝10 g，大枣12 g，郁金12 g，鸡内金12 g。

本方由柴胡桂枝汤加郁金、鸡内金而成。柴胡桂枝汤调畅少阳气机，可疏肝气，利胆气，启关转枢，方中半夏、黄芩调畅脾胃气机，可降逆气，使三焦通透，中焦气机升降正常，则呕吐自止，胃脘转舒；郁金、鸡内金利胆和胃。

呕吐较甚者，加竹茹、枇杷叶；大便干结者，加大黄、枳实。

（五）胃热上逆

【主证】进食即吐，吐出未消化食物，嗳气，食后加重，食管灼热感，口渴，口干明显，大便干。舌红，苔少，脉沉弦细弱。

【病机】胃热亢盛，热邪上逆。

【治法】清热降逆，和胃止呕。

【方药】干姜黄芩黄连人参汤合橘皮竹茹汤加减。干姜10 g，黄连6 g，黄芩10 g，人参10 g，陈皮6 g，竹茹10 g。

本方由干姜黄芩黄连人参汤合橘皮竹茹汤去大枣、生姜、甘草而成，方中黄芩、黄连清胃热，陈皮、竹茹降逆化痰和胃，干姜、人参温中补虚，郁热得宣，则呕吐自止。

胃热剧者，加芦根；腹满便秘者，加枳实、大黄荡涤胃肠。

二、虚证呕吐

（一）脾胃虚寒

【主证】呕吐时作时止，饮食稍多则吐，面色少华，倦怠乏力，脘腹痞闷，口干不欲饮，不思饮食，四肢不温，大便溏薄。舌质淡，苔薄白，脉细弱。

【病机】脾虚不运，寒气上逆。

【治法】温中健脾，和胃降逆。

【方药】理中丸加减。党参 15 g，炙甘草 6 g，茯苓 15 g，白术 10 g，半夏 10 g，陈皮 6 g。

本方由理中丸去干姜，加茯苓、半夏、陈皮构成。方中党参、茯苓甘温入脾，补中益气，强壮脾胃；白术味甘苦温，燥湿健脾；甘草补中扶正，调和诸药，共奏温中健脾之功；半夏下气除湿，大和脾胃；陈皮苦辛降气；脾温寒散，则中焦自复健运之职，不治呕而呕自止。

若呕吐较甚或伴脐上筑者，去白术加桂枝、生姜；若伴呕吐酸水者，加黄连。

（二）肝胃虚寒

【主证】呕吐清水不止，面色无华，虚怯少气，四肢酸楚，腹痛或腹泻。舌淡，苔白，脉细弦。

【病机】寒犯肝胃，浊阴上逆。

【治法】温里散寒，调和肝胃。

【方药】吴茱萸汤加减。吴茱萸 5 g，人参 10 g，生姜 10 g，大枣 10 g，干姜 10 g。

本方由吴茱萸汤加干姜而成，方中吴茱萸、生姜辛以温胃，可散寒降逆止呕，人参、大枣甘以缓脾，加干姜以加强温胃之功。

若出现口苦，加川黄连；若出现反酸，加海螵蛸。

（三）胃阴不足

【主证】反复呕吐，量不多或为干呕，恶心，口燥咽干，饥不欲食，心烦，嘈杂。舌红津少，脉细数。

【病机】胃失濡养，和降失职。

【治法】滋养胃阴，润燥止呕。

【方药】麦门冬汤加减。麦冬12 g，半夏6 g，太子参30 g，甘草3 g，粳米（包煎）15 g，大枣6 g。

本方由麦门冬汤去人参，加太子参而成。方中重用麦冬清养胃阴，为主药，辅以太子参、大枣、粳米以补脾胃之气阴，佐以半夏下气降逆，使以甘草调和诸药。合而成方，则阴津复，气逆止。

如津伤过甚，则半夏宜轻用，可酌加石斛、知母、玉竹、天花粉之类以生津养胃；大便干结者加火麻仁、瓜蒌等。

【验方】

1. 干呕吐逆　生姜嚼服。

2. 胃冷呕逆

（1）丁香3粒，陈橘皮1块（去白），水煎热服。

（2）白豆蔻15 g，生姜汁1汤匙，将豆蔻研末，以生姜汁为丸，每次1~3 g，开水送服。

3. 胃热呕吐

（1）黄连3 g，紫苏叶3 g，水煎服。

（2）鲜芦根90 g，切碎，水煎服。

4. 胃阴不足呕吐　百合75 g，以清水浸一宿，洗净后水煮，取蛋黄入百合汤中，以少量冰糖兑入，温服。

5. 肝胃阴液不足呕吐　乌梅肉120 g，蜂蜜120 g，熬膏。每次30 mL，每日3次。

6. 神经性呕吐

（1）百合 45 g，鸡子黄 1 枚，水洗百合浸一宿，当白沫出，去其水，再用清水煎，加鸡子黄，搅匀再煎，温服。

（2）陈皮 9 g，茯苓 9 g，姜半夏 9 g，柴胡 9 g，黄连 6 g，木香 6 g，砂仁 6 g，厚朴 9 g，甘草 4 g，水煎服。

7. 内耳眩晕呕吐　陈皮 9 g，茯苓 9 g，姜半夏 9 g，竹茹 9 g，生姜 9 g，甘草 3 g，水煎服。

8. 外感呕吐

（1）藿香 10 g，大枣 10 g，砂仁 2 g，乌梅 8 g，白豆蔻 3 g，炮姜 3 片，水煎服。

（2）藿香 12 g，半夏 9 g，水煎服。

9. 饮食停滞之呕吐　饭锅巴如掌大 1 块，焙焦研细末，用生姜汤送服。

【其他疗法】

1. 生姜、半夏各等分，共炒热，布包，熨胃脘、脐中及脐下等处。适用于胃寒呕吐。

2. 灸隐白、脾俞穴。适用于脾胃虚寒之呕吐。

3. 制半夏末 9 g，生姜汁适量，调成糊状，敷于中脘、内关穴。适用于妊娠呕吐。

4. 鲜芫荽 50 g，紫苏叶 3 g，藿香 3 g，陈皮 6 g，砂仁 6 g，煮沸后倒入水壶中，令患者鼻孔对准壶嘴吸入蒸汽。适宜于妊娠呕吐。

5. 针刺大椎、合谷、内庭穴，适用于外感呕吐偏热者。

6. 灸中脘、三阴交、太冲穴，适用于外感呕吐偏寒者。

7. 按止吐穴　手掌面腕横纹直下 0.5 寸处，即大陵穴直下 5 分，点按 2~3 分钟，轻者点按一侧，重者双侧。

8. 运用按摩手法补脾经、揉板门、横纹推向板门，运内八卦、揉中脘、分腹阴阳、按揉足三里，可治疗伤食吐。

9.穴位注射　取足三里、至阳、灵台等穴，每穴注射生理盐水 1~3 mL。

10.穴位贴敷　①切 2~3 mm 厚如硬币大小的生姜片，贴于神阙、中脘、内关、足三里等穴，以伤湿止痛膏固定；②大蒜适量捣烂，敷足心；③蓖麻仁 30 g 捣烂，敷涌泉穴；④炒吴茱萸 30 g，葱、姜少许共捣烂，敷肚脐，外用纱布覆盖。

附：反胃

【概论】

反胃又称胃反，是以脘腹痞胀、宿食不化、朝食暮吐、暮食朝吐为主要临床表现的一种病证。多由脾胃虚寒或脾肾两虚、胃中积热、痰浊阻胃、气血瘀阻所致，临床以脾胃虚寒较为多见。

常见病因大抵分为五类：脾胃虚寒、胃中积热、痰浊阻胃、气血瘀阻和脾肾虚寒。病机多为本虚标实。其病位在胃（脾），同时涉及肝、肾。

【现代医学认识及治疗】

现代医学中的幽门梗阻、胃部肿瘤以及肠系膜上动脉综合征、胃黏膜脱垂症、胃及十二指肠溃疡等疾病过程中出现朝食暮吐、暮食朝吐等症状者，即是反胃，均可参照本篇内容辨证施治。

现代医学一般从两个方面治疗：首先是一般治疗，治疗产生反胃的局部致病因素；其次是原发病治疗，当出现反胃症状时，积极寻找病因，治疗原发病，从而达到根治或减轻的目的。

【经方辨治】

反胃有虚实之分。实证分胃中积热、痰浊阻胃、气血瘀阻；

虚证分脾胃虚寒、脾肾阳虚。治疗以降逆和胃为基本原则，合以清胃泄热、涤痰化浊、活血化瘀、温补脾肾。虚实夹杂则当兼顾。在辨证上要注意反胃的伴随症状，治疗要注意时时保护脾胃。总之，应肝、脾、胃三者结合，以疏肝健脾治其本，通降和胃治其标。此外，应把握服药时机，一般应在空腹时服药，或在宿食吐尽后再服。

一、脾胃虚寒

【主证】食后脘腹胀满，朝食暮吐，暮食朝吐，吐出宿食不化及清稀水液，吐尽始觉舒适，大便溏少，神疲乏力。舌淡苔白，脉细弱。

【病机】脾胃虚寒，胃气上逆。

【治法】温中健脾，和胃降逆。

【方药】理中汤加味。党参 15 g，干姜 10 g，炒白术 10 g，茯苓 12 g，制半夏 10 g，木香 6 g，砂仁（后下）3 g，紫苏梗 10 g，丁香 3 g，山药 15 g，甘草 3 g。

本方由理中汤加茯苓、半夏、木香、砂仁、紫苏梗、丁香、山药而成，理中汤温中健脾；茯苓化湿健脾；半夏燥湿降逆；木香健脾和胃；砂仁温脾开胃；紫苏梗理气宽中；丁香温中降逆；山药健脾益胃。

呕吐甚者，可酌加旋覆花、赭石降逆止呕；以呕吐痰涎清稀为主者，加吴茱萸、干姜以温胃化饮；脘腹胀满明显者，加川厚朴、枳壳理气消胀。

二、胃中积热

【主证】朝食暮吐，暮食朝吐，吐出宿食不化及浑浊酸臭之稠液，伴有烦渴、便秘尿赤。舌质红，苔黄或黄腻，脉滑数。

【病机】胃中积热，浊气上逆。

【治法】清胃泄热，和胃降浊。

【方药】栀子厚朴汤合竹茹汤加减。竹茹 10 g，炒栀子 10 g，枇杷叶（包煎）15 g，法半夏 10 g，枳壳 10 g，陈皮 6 g，佩兰 15 g，藿香 15 g，泽泻 20 g，川厚朴 6 g。

本方由栀子厚朴汤合竹茹汤去茯苓，加枇杷叶、佩兰、藿香、泽泻而成。栀子厚朴汤清热除烦，宽中消满；竹茹汤清热化痰，和胃止呕；枇杷叶和胃降逆；佩兰醒脾开胃；藿香化湿醒脾；泽泻利水渗湿泄热。

大便秘结者，加大黄泻热通腑；口苦、舌燥者，加黄连、黄芩以加强清热之力；舌苔浊腻者，加白豆蔻、槟榔以化浊行滞；舌红少苔，脉细数者，加麦冬、石斛以养胃阴；若因酒食伤脾者，宜加用葛花解醒汤，药用葛花、砂仁、神曲、青皮等。

三、痰浊阻胃

【主证】经常脘腹胀满，上腹或有积块，朝食暮吐，暮食朝吐，吐出宿食不化，并有痰涎水饮，或吐白沫，眩晕，心下悸。舌苔白滑，脉弦滑。

【病机】痰浊阻胃，胃失和降。

【治法】涤痰化浊，和胃降逆。

【方药】半夏厚朴汤加减。姜半夏 10 g，胆南星 10 g，橘红 10 g，枳实 10 g，茯苓 30 g，甘草 5 g，泽泻 5 g，白术 15 g，菖蒲 10 g，川厚朴 6 g，白豆蔻（后下）3 g，莱菔子 15 g。

本方由半夏厚朴汤去生姜、紫苏，加胆南星、橘红、枳实、甘草、泽泻、白术、菖蒲、白豆蔻、莱菔子而成。半夏厚朴汤行气散结，降逆化痰；胆南星、橘红、枳实、甘草、白术燥湿健脾，理气化痰，菖蒲醒脾和胃；白豆蔻化湿行气，温中止呕；

莱菔子化痰止咳，行气消食。泽泻利水渗浊。

痰郁化热者，加黄连、竹茹；痰湿兼寒者，可加干姜、细辛通阳泄浊；吐出痰涎如鸡蛋清者，可加党参、白术、益智仁，以健脾摄涎；如包块明显者，可加三棱、莪术行气消积。

四、气血瘀阻

【主证】经常脘腹堵闷，食后尤甚，朝食暮吐，暮食朝吐，吐出宿食不化，或吐褐色浊液，或吐血便血，上腹刺痛拒按，或上腹部有积块。舌质暗红，或紫暗，脉涩。

【病机】瘀血积胃，胃气上逆。

【治法】行气活血，和胃降逆。

【方药】膈下逐瘀汤加减。香附 10 g，枳壳 10 g，当归 10 g，川芎 6 g，桃仁 10 g，红花 10 g，沉香（后下）2 g，五灵脂 10 g，九香虫 10 g，延胡索 10 g，陈皮 6 g，甘草 5 g。

本方由膈下逐瘀汤去赤芍、牡丹皮、乌药，加沉香、九香虫而成，膈下逐瘀汤活血化瘀，和胃降逆；沉香行气止痛，温中止呕；九香虫理气止痛，温中助阳。

若瘀血久而化热，加牡丹皮以凉血活血；呕吐甚者，加竹茹、法半夏加强和胃降逆之力；吐血、便血者，加降香、三七活血止血；上腹部痛甚，加乳香、没药行气止痛；上腹包块坚硬者，加鳖甲、牡蛎、三棱、莪术以软坚散结。

五、脾肾阳虚

【主证】食后脘腹胀满，朝食暮吐，暮食朝吐，吐出宿食不化及清稀水液，大便溏少，神疲乏力，手足不温，腰膝疲软，眩晕耳鸣，面色㿠白。舌质淡白，脉沉细无力。

【病机】素体阳虚，感受湿邪。

【治法】温肾益脾，和胃降逆。

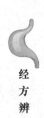

【方药】理中丸加减。制附片 10 g，肉桂 5 g，补骨脂 12 g，益智仁 15 g，淫羊藿 10 g，茯苓 20 g，炒白术 10 g，陈皮 6 g，干姜 10 g，川牛膝 10 g，人参 10 g。

本方由理中丸去甘草，加附子、肉桂、补骨脂、益智仁、淫羊藿、茯苓、陈皮、川牛膝而成，理中丸温中健脾；附子、肉桂、补骨脂、益智仁、淫羊藿温肾助阳；茯苓化湿健脾；陈皮理气；川牛膝引血下行。

五更泄泻，腹痛肠鸣者，加补骨脂、吴茱萸、肉豆蔻以温肾止泻；眩晕耳鸣者，加磁石、熟地黄、五味子益肾充脑。

六、肝胃不和

【主证】反胃发作频繁，逢恼怒或抑郁则复发或加重，伴两胁隐痛，攻窜不定，时有太息。舌淡苔薄，脉弦或弦滑。

【病机】土虚木贼，肝气犯胃，胃失和降。

【治法】疏肝理气，和胃降逆。

【方药】小柴胡汤加减。柴胡 15 g，法半夏 10 g，生姜 10 g，甘草 6 g，生白芍 15 g，陈皮 10 g，枳壳 10 g，制香附 12 g，紫苏梗 10 g。

本方由小柴胡汤去人参、大枣，加生白芍、陈皮、枳壳、制香附、紫苏梗而成，小柴胡汤疏肝解郁；芍药、甘草养血柔肝，缓急止痛；陈皮、枳壳理气行滞；制香附理气疏肝；紫苏梗开胸顺气、降逆止呕。

若兼见脾胃气滞，加半夏、黄连、木香，辛开苦降，宽中除胀；若肝郁化火，心烦口苦咽干，加黄连、吴茱萸、焦山栀子清泻肝火和胃；若兼腹气不通，大便秘结，加大黄、枳实、厚朴清热通腑；若气滞血瘀，胁肋刺痛，可加延胡索、当归、赤芍行气活血。

【验方】

1. 单验方

（1）陈柿饼为末（适量），黄酒调服。

（2）罂粟壳10~20 g，煮汁饮用。

（3）将壁虎10条，去内脏洗净，放入装有黄酒的1 000 mL容器内（勿用铁铝制品），密封，浸泡10~15天，滤出壁虎，即可服用；每日3次，每次25~50 mL。

（4）壁虎1~2条（去腹内杂物捣烂），鸡蛋1枚。用法：将鸡蛋一头打开，装入壁虎，封固蒸熟，每日1枚，连服数日。

（5）天南星、人参、半夏、枯矾、枳实、厚朴、木香、甘草、豆豉为末，老米打糊为饼，瓦上焙干，露过，每服1饼，细嚼，以姜煎平胃散下，此方加阿魏甚效。

（6）雪梨1个，丁香50粒。梨去核，放入丁香，外用纸包好，煨熟吃。

（7）将麦冬洗净，绞汁一盏，生地黄煮，绞汁100 g，和生姜汁半盏，三样汁一起下到薏苡仁、白米中，煮成稀粥来食用。

（8）新鲜韭汁1汤匙和牛奶1杯煮沸，口服。

（9）牛奶6份，韭汁、生姜汁、藕汁、梨汁各1份，混合煮食。

（10）刺猬皮砂炒，研成细末，与高良姜等分，研和成为蜜丸，每次6 g，每日2次，饭前服。

（11）蒲公英（干品）5~7 g，切细，水煎服。

（12）半夏6 g，生姜6 g，水煎服。

（13）制大黄6 g，甘草12 g，水煎服。

（14）芦根12 g，白茅根12 g，水煎服。

2. 常用中成药

（1）香砂六君丸，每次9 g，每日3次。

呕

吐

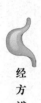

（2）附子理中丸，每次 1 丸，每日 2 次。

【其他疗法】

灸法　中脘、足三里各灸 7 壮，或脐上 1 寸，灸 20 壮。脾胃虚寒加灸脾俞、胃俞。痰浊阻胃加灸肺俞、丰隆。气滞血瘀加灸内关、胃俞（双）。气阴两虚加灸肾俞、关元、三阴交、中极。脾肾阳虚加灸命门、肾俞（双）、气海、关元。每日 1~2 次，每穴 10 分钟。

恶 心

【概述】

恶心是指胃脘不舒，时时泛恶，欲吐不吐，欲呕不呕的病证。临床可单独出现，也可为呕吐的前驱表现而与呕吐并见。

本病的发生多与邪热犯胃、情志失调、脾胃虚弱有关。病机多为胃中郁热、中焦虚寒等使胃失和降而致。

【现代医学认识及治疗】

现代医学认为恶心为呕吐的前驱症状，与呕吐病因类似，多合并论述，因此恶心亦出现于急、慢性胃炎、消化性溃疡、各型肠梗阻、肝硬化、胰腺炎等消化系统疾病，或各种脑炎、偏头痛等神经系统疾病，或尿毒症、糖尿病酮症酸中毒、甲状腺功能亢进危象等全身性疾病过程中。

可结合恶心与进食的关系、持续时间及特点等，来判断相应病因，针对原患病进行治疗；对于用药等原因导致的恶心，祛除用药等的影响，则恶心自止；亦可在排除禁忌证后合理选择相应种类的止吐药。

【经方辨治】

恶心病位在于胃，其病因病机有邪热犯胃、肝胃不和、气虚痰阻、脾胃阳虚、胃阴亏虚等，临床应根据不同的病因病机，分别采取祛邪清热、疏肝理气、下气消痰、健脾温阳、生津养胃之法，使胃气和降，其病自愈。

一、邪热犯胃

【主证】心中烦热，时欲呕恶，胃中不宁，口渴欲饮，尿赤便秘等。舌质红，苔薄黄少津，脉弦数。

【病机】邪热客胃，胃失和降。

【治法】清泄胃热，和胃降逆。

【方药】大黄黄连泻心汤加味。大黄 12 g，黄连 6 g，升麻 12 g，当归 10 g，生地黄 10 g，牡丹皮 10 g。

本方由大黄黄连泻心汤加升麻、当归、生地黄、牡丹皮而成。方中黄连泻胃腑之火，升麻清热解毒，升而能散，可宣达郁遏之伏火，二药相合散火而无凉遏；大黄泄热，平胃下气；生地黄、牡丹皮凉血滋阴清热；当归养血和血；诸药合用，则胃热得泄，胃复和降。

若口干欲饮，加玄参、天花粉以生津止渴；胃热较甚，口气热臭者加石膏、黄芩以增强清泄胃热之力。

二、肝胃不和

【主证】呕恶发作频繁，恼怒或抑郁则复发或加重，伴两胁隐痛，攻窜不定，时有太息。舌淡苔薄，脉弦或弦滑。

【病机】肝气横逆，胃失和降。

【治法】疏肝理气，和胃降逆。

【方药】四逆散加味。柴胡 12 g，白芍 20 g，枳实 6 g，甘草 6 g，香附 12 g，陈皮 12 g，紫苏梗 10 g。

本方由四逆散加香附、陈皮、紫苏梗而成。方中柴胡疏肝解郁，香附理气疏肝，陈皮、枳实理气行滞，紫苏梗开胸顺气、降逆止呕，白芍、甘草养血柔肝。

若肝郁化火者，加黄连、山栀子清泻肝火和胃；若胁肋刺痛、气滞血瘀者，加延胡索、赤芍活血行气。

三、气虚痰阻

【主证】胃脘胀满，呕恶频繁，嗳气呃逆频作等。舌淡苔白，脉沉迟。

【病机】寒痰阻滞，气虚上逆。

【治法】下气消痰，和胃降逆。

【方药】旋覆代赭汤加减。旋覆花（包煎）12 g，代赭石（先煎）20 g，党参 6 g，炙甘草 6 g，半夏 12 g，生姜 10 g，大枣 10 g。

方中旋覆花降胃气；代赭石重镇降逆和胃；生姜、半夏和胃化痰、降逆止呕；党参、甘草、大枣补气健脾。诸药相合，共奏和胃降逆止呕之功。

若食滞不化，嗳腐酸臭，可加麦芽、神曲、鸡内金等消食和胃。

四、脾胃阳虚

【主证】食欲不振，欲吐不吐，欲呕不呕，胃脘不舒等。舌淡红，苔白腻，脉滑。

【病机】脾胃阳虚，运化不及。

【治法】健脾温阳，理气和胃。

【方药】大半夏汤加味。半夏 15 g，人参 9 g，白蜜 30 g，干姜 6 g，白术 20 g。

本方由大半夏汤加白术、干姜而成，方中半夏和胃降逆化饮；人参补脾和胃；白蜜甘润，补中并防止出现拒药；干姜温运中焦、振奋脾阳；白术健脾燥湿。

恶
心

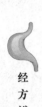

若脾阳不振，畏寒肢冷，可加附子。

五、胃阴亏虚

【主证】干呕频作，口咽干燥，饥不欲食。舌红少津，脉细数等。

【病机】胃失濡养，气失和降。

【治法】生津养胃，和中理气。

【方药】橘皮竹茹汤。橘皮12 g，竹茹10 g，人参6 g，大枣10 g，生姜10 g，炙甘草6 g。

方中橘皮醒脾化浊、和中理气；竹茹和胃清热、除烦止呕；人参、大枣健脾补中；生姜温化水饮；甘草调和诸药。

若虚弱少气、呕逆烦渴，可加竹叶、石膏清热生津、益气和胃；若阴虚甚、五心烦热者，可加麦冬、知母养阴清热。

【验方】

1. 槟榔仁末6 g，生姜汁送服，每日2次。

2. 鲜橘皮适量，泡水代茶饮。

3. 芦根30 g，水煎服。适用于胃热恶心者。

【其他疗法】

1. 针刺内关、中脘、丰隆穴，采用泻法，留针15~20分钟。适用于痰饮内停之恶心者。

2. 艾灸内关、中脘、足三里等穴。适用于脾胃虚弱、胃中虚寒之恶心者。

吞 酸

【概述】

吞酸是指胃中酸水上泛，随即咽下之病证，又称反酸。临床常与胃痛并见，也可单独出现。

本病致病原因较多，归纳起来大抵有内伤饮食、情志因素、脾胃虚弱等。本病病位在脾胃，与肝胆关系密切；郁热与痰阻是本病的重要病理因素；肝气郁结，横逆犯胃，胃失和降是本病病机的关键。临证当明辨寒热，属寒者，多因脾胃虚弱而致，属热者，多因肝郁化热犯胃而致，临床以热证多见。

【现代医学认识及治疗】

吞酸的发病机制包括胃酸分泌过多、胃排空障碍、食管抗反流作用减弱等。可出现在胃溃疡、十二指肠溃疡、消化不良或慢性胃炎等多种疾病过程中，部分患者与饮食习惯不良或应用非甾体抗炎药、化疗药等药物后不良反应等有关。

一般治疗上主要注意饮食习惯的改变：忌饮食过饱，忌不洁饮食，少食或不食酸甜辣等刺激胃酸产生的食物，进食后不要立即卧床；肥胖患者可考虑减重。药物上可考虑使用雷贝拉唑、奥美拉唑等质子泵抑制剂或雷尼替丁等 H2 受体阻滞剂，或配合使用胃肠道动力药；必要时进行相关的胃镜检查等。

【经方辨治】

本病病机在于肝气犯胃，胃失和降，常以调肝为其根本，以疏肝理气、和胃降逆为治疗本病的基本原则。因临床辨证有寒热之别，治疗时或泄肝和胃、辛开苦降，或温中散寒、和胃制酸，夹食积时消导和中，兼湿时化痰祛湿。

一、肝胃郁热

【主证】吞酸时作，心烦易怒，口干、口苦或口渴，胃脘胀满灼热，嗳气臭腐，两胁胀闷。舌质红，苔黄，脉弦数。

【病机】肝火内郁，横逆犯胃，胃失和降。

【治法】疏肝泄热，和胃降逆。

【方药】四逆散加减。柴胡 12 g，白芍 20 g，甘草 6 g，黄连 6 g，吴茱萸 2 g，当归 20 g，薄荷 12 g，生姜 10 g。

本方由四逆散去枳实，加黄连、吴茱萸、当归、薄荷、生姜而成。方中柴胡疏肝解郁，当归、白芍养血柔肝，生姜、甘草温中益气，薄荷助柴胡疏肝清热，黄连清肝火、泻胃热，吴茱萸疏肝解郁、和胃降逆。

反酸甚者，加海螵蛸、瓦楞子；热甚者，加黄芩、山栀子。

二、脾胃虚寒

【主证】吞酸兼见脘胀不适，或泛吐清水，喜温喜按，食少懒言，四肢不温，大便溏薄。舌淡苔白，脉沉迟。

【病机】脾胃虚寒，浊阴上逆。

【治法】温中散寒，和胃制酸。

【方药】吴茱萸汤加减。吴茱萸 6 g，人参 5 g，生姜 20 g，木香 6 g，砂仁 6 g，陈皮 10 g，半夏 10 g，白术 10 g，茯苓 10 g，甘草 10 g。

本方由吴茱萸汤去大枣，加木香、砂仁、陈皮、半夏、白术、茯苓、甘草而成。方中吴茱萸温胃暖肝、和胃降逆，生姜温肾散寒、降逆止呕，人参制冲和之气，木香、砂仁行滞气，陈皮利肺金之逆气，半夏疏脾土之湿气，白术、茯苓培中宫而健脾土，甘草调五脏。

胃气上逆者，加旋覆花、赭石；嗳气频作者，加白豆蔻、佛手。

三、湿滞脾胃

【主证】吞酸时作，喜吐涎沫，胸脘痞闷，时时欲吐，嗳气则舒，不思饮食。舌淡红，苔白滑，脉弦细或濡滑。

【病机】湿浊中阻，脾胃不和，升降失常，胃气上逆。

【治法】化湿和胃，理气解郁。

【方药】藿香正气散。藿香10 g，紫苏6 g，白芷10 g，大腹皮10 g，厚朴6 g，陈皮10 g，茯苓15 g，白术10 g，半夏10 g，桔梗12 g，甘草3 g，生姜6 g，大枣15 g。

方中藿香和中止呕；半夏、陈皮理气燥湿，和胃降逆止呕；大腹皮、厚朴行气化湿；紫苏、白芷宽中行气止呕；白术、茯苓健脾运湿；桔梗宣肺利膈；生姜、大枣、甘草调和脾胃。

若湿浊较重、苔腻不化者，可加苍术、佩兰；大便稀溏者，加山药、扁豆。

四、食滞胃腑

【主证】嗳腐吞酸，甚则呕恶，胃脘饱胀，宿食上泛，纳谷乏味或不思饮食。舌苔黄腻，脉滑实。

【病机】暴饮暴食，损伤脾胃，纳化失常，中焦受阻。

【治法】消食导滞，健脾和胃。

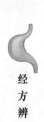

【方药】保和丸。焦山楂 20 g，六神曲 20 g，莱菔子 12 g，陈皮 10 g，半夏 10 g，茯苓 10 g，连翘 6 g。

方中山楂消油腻，神曲消酒食，莱菔子消面食痰积，陈皮、半夏、茯苓理气和胃、燥湿化痰，连翘清热散结。

胃热上冲者，可加竹茹；食积化热、腹胀便秘者，加小承气汤。

【验方】

1. 煅石决明、煅牡蛎等分研末，每次 3~6 g，每日 3 次，饭前服。主治胃酸过多症。

2. 煅牡蛎、煅鸡蛋壳等分研末，每次 4.5 g，每日 3 次。治疗胃酸过多、嘈杂。

3. 胡桃仁 18 g，砂仁 6 g，共研末，睡前以开水或生姜汤送服。

4. 猪护心油蒸糯米食之。

5. 海螵蛸 120 g，砂仁 30 g，共研末，开水送服，每次 3 g，每日 2 次。治疗胃寒、吐酸。

6. 吴茱萸（开水泡去苦水）9 g，生姜 3 g，水煎服。治疗恶心吐酸。

【其他疗法】

1. 针刺取穴中脘、内关、足三里、阳陵泉，用泻法。治疗吞酸之热证。

2. 针灸并用取穴中脘、内关、足三里等。治疗吞酸之寒证。

附：嘈杂

【概述】

嘈杂是指胃中空虚，似饥非饥，似辣非辣，似痛非痛，莫可名状的发作性病证。常与胃痛、嗳气、吞酸并见，也可单独出现。

病因大致有以下四方面：饮食不节、情志不和、脾胃虚弱、营血不足。以脾胃虚弱为本，胃失和降为发病关键。其病总在于胃，亦与其余脏腑功能失调有关，尤与脾、肝关系密切。

【现代医学认识及治疗】

嘈杂可见于西医学的功能性消化不良、反流性食管炎、慢性胃炎、消化性溃疡等消化系统疾病过程中，可反复发作，发病前多有气候变化、劳累、饮食不当等诱因。

明确诊断是正确治疗的前提，上消化道钡餐、胃镜及组织病理学等检查可明确部分病因。一般治疗包括防寒保暖，三餐定量，避免进食过烫、过冷、过咸及甜腻、辛辣刺激性食物，戒烟酒等，慎用非甾体抗炎药、糖皮质激素及其余对胃黏膜有损伤的药物，规律作息，避免劳累，保持心情舒畅等。

【经方辨治】

嘈杂一证，首辨虚实，实证多因饮食不节、痰热内扰而致，虚证多见于脾胃虚弱、胃阴不足、营血不足之证，亦可见虚实夹杂之证。脾胃居中焦，胃气宜通、宜降、宜和，临证以"和胃"为常用之法，治疗过程中应时时注意顾护胃气。

一、胃热

【主证】嘈杂而兼口渴喜冷，恶心吐酸，口臭，心烦易怒，或胸闷痰多，多食易饥，或似饥非饥，胸闷不思饮食。舌红，苔黄或干，脉滑数。

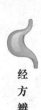

【病机】痰热内扰，胃失和降。

【治法】清胃降火，和胃化痰。

【方药】小陷胸汤加味。半夏 15 g，黄连 6 g，瓜蒌 20 g，陈皮 10 g，竹茹 10 g，枳实 12 g，茯苓 20 g，甘草 6 g，生姜 6 g。

本方由小陷胸汤加陈皮、竹茹、枳实、茯苓、甘草、生姜而成。方中黄连清热泻火，半夏化痰开结，二药合用，辛开苦降；以寒凉清降的瓜蒌、竹茹、枳实泄热化痰，降逆和胃；陈皮理气燥湿；茯苓健脾渗湿；生姜辛以通阳；甘草益脾和胃。

若苔腻湿重者，加苍术、佩兰；热盛者，加山栀子、黄芩；纳呆者，加山楂、神曲等。

二、胃虚

（一）脾胃虚寒

【主证】嘈杂，泛吐清水或酸水，或见胸脘隐痛，喜温喜按，四肢不温，面色少华，纳谷欠佳。舌淡，苔白，脉细弱。

【病机】脾胃虚弱，升降失司。

【治法】温中健脾，理气和胃。

【方药】黄芪建中汤。黄芪 30 g，桂枝 15 g，白芍 30 g，生姜 15 g，大枣 15 g，炙甘草 10 g，饴糖 50 g。

方中黄芪益气健脾补中，白芍敛阴，生姜、桂枝散寒，大枣、甘草、饴糖甘以润土。

胃寒明显者，加干姜；兼气滞者，加木香、砂仁。

（二）胃阴亏虚

【主证】嘈杂时作时止，饥不欲食，口干舌燥，大便干燥。舌质红，少苔或无苔，脉细数。

【病机】胃失濡养，胃虚气逆。

【治法】滋养胃阴。

【方药】麦门冬汤。麦冬 42 g，党参 10 g，半夏 9 g，粳米（包煎）20 g，大枣 12 g，甘草 10 g。

本方为麦门冬汤，方中去人参，加党参。方中麦冬甘寒清润，既能滋养肺胃之阴，又能清肺胃虚热；党参益气；佐以少量半夏开胃行津，又使麦冬滋而不腻；粳米、甘草、大枣益气养胃。全方滋养胃阴，凉润止嘈。

胃脘胀痛者，加玫瑰花、佛手、香橼；阴虚化热者，加天花粉、知母、黄连。

三、脾寒胃热，虚实错杂

【主证】嘈杂，呕逆，胃脘胀满，按之不痛，肠鸣下利。舌润，苔白滑腻，脉濡。

【病机】中气虚弱，寒热错杂。

【治法】调和脾胃，寒热平调。

【方药】半夏泻心汤加减。半夏 9 g，黄芩 9 g，黄连 6 g，干姜 10 g，党参 10 g，炙甘草 10 g，大枣 10 g。

本方为半夏泻心汤去人参，加党参而成。方中半夏降逆和胃消痞；黄芩、黄连苦寒清降；干姜辛热温中运脾，寒热并用，辛开苦降；党参、大枣甘温补脾气；甘草补脾和中，调和诸药。

食后堵闷者，加鸡内金、麦芽、神曲；反酸者，加瓦楞子、海螵蛸。

四、营血亏虚

【主证】嘈杂而兼面黄唇淡，头晕心悸，善忘，夜寐多梦。舌质淡，苔薄白，脉细弱。

【病机】营血不足，心脾亏虚。

吞酸

【治法】补益心脾，养血和胃。

【方药】当归芍药散加减。当归 20 g，白芍 30 g，川芎 12 g，茯苓 20 g，白术 20 g，党参 20 g，黄芪 30 g，酸枣仁 10 g，生姜 6 g，大枣 15 g，炙甘草 10 g。

本方为当归芍药散去泽泻，加党参、黄芪、酸枣仁、生姜、大枣、甘草而成，方中当归、白芍、川芎养血活血，益血之虚；茯苓、党参、白术、黄芪补气健脾；酸枣仁养心安神；姜、枣、草补脾和中。

泛吐清水者，加吴茱萸、高良姜；便溏者，加薏苡仁。

【验方】

1.海螵蛸 15 g，浙贝母 15 g，共研末，每次 2 g，每日 3 次，口服。

2.煅瓦楞 30 g，炙甘草 10 g，共研末，每次 3 g，每日 3 次，口服。

3.海螵蛸 15 g，煅瓦楞子 15 g，共研末，每次 2 g，每日 3 次，口服。

4.鸡蛋壳去内膜后洗净，炒黄后研末，每次 2 g，每日 2 次，口服。

5.龙胆 1.5 g，炙甘草 3 g，水煎 2 次，早晚分服。

【其他疗法】

1.吴茱萸 25 g，研末，适量食醋调匀，外敷涌泉穴，每次 30 分钟，每日 1 次。

2.吴茱萸 5 g，白芥子 3 g，共研细末后纱布包扎，外敷中脘穴，每次 20 分钟，并以 TDP 治疗仪照射。

3.针刺泻法，取穴足三里、梁丘、公孙、内关、中脘、内庭，用于胃热者。

4.针刺补法，取穴足三里、梁丘、公孙、内关、中脘、三阴交、太溪，用于胃阴不足者。

5.针灸并用，取穴足三里、梁丘、公孙、内关、中脘、梁门，用于胃寒者。

6.针灸并用，取穴足三里、梁丘、公孙、内关、中脘、气海、脾俞，用于脾胃虚寒者。

胃 痛

【概述】

胃痛是指以胃脘部近心窝处疼痛为主的病证，亦称胃脘痛。常与吞酸并见，也可单独出现。

胃痛病变部位在胃，与肝、脾关系密切，可涉及胆、肾。其病因病机主要有肝气犯胃、寒邪客胃、饮食伤胃、湿热阻胃、瘀血停胃、痰饮凝胃、脾胃虚损。其病总为胃气阻滞，胃失和降，胃之气血瘀滞不通而致"不通则痛"。病理性质有虚实寒热之异，且可相互转化、兼夹，病程亦有新久之分，在气在血之别。

【现代医学认识及治疗】

胃痛原因很多，消化不良、炎症、刺激性痉挛等都会出现此表现，涵盖了西医学的急慢性胃炎、消化性溃疡、胃黏膜脱垂、胃神经症、上消化道出血、十二指肠炎、胆囊炎、胰腺炎等疾病。临床可根据其伴随症状、疼痛性质、疼痛时间及既往病史仔细区分。对于胃痛明显者，可简单评估后适当应用解痉止痛药物。

【经方辨治】

胃痛的辨证要点以病势缓急、寒热、虚实、气血为纲。其治疗以"通"为关键，治则以"和胃止痛"为要。治疗大法为理气和胃，旨在疏通气机，通而痛止。此通法绝不能局限于通下，而要从广义上理解和运用，即祛除病邪、疏通胃的气机之意。结合具体病机，采用相应的治法，灵活运用"通法"。

一、寒邪客胃

【主证】胃痛暴作，遇寒加重，恶寒喜暖，或伴周身酸痛，恶寒发热，纳呆，口淡乏味，小便清长，大便稀溏。舌淡，苔薄白，脉弦紧。

【病机】寒凝胃脘，气机郁滞。

【治法】温胃散寒，理气止痛。

【方药】大建中汤加减。蜀椒 15 g，干姜 10 g，党参 10 g，白术 10 g，白芍 15 g，防风 10 g。

本方由大建中汤去饴糖，加白术、白芍、防风而成。方中蜀椒合干姜以温中散寒；党参补气，助干姜、蜀椒散寒温中；白术补中益气，健脾燥湿；白芍养血柔肝，缓急止痛，配伍少量防风，具升散之性，散肝郁，疏脾气，且有燥湿以助止泻之功。诸药合用，共奏温阳助运、调气止痛之功效。

风寒表证较重者，可加紫苏叶、藿香、葱白疏散风寒；纳呆者，加鸡内金、半夏等消食导滞。

二、湿热阻胃

【主证】胃脘热痛，胸脘痞满，口苦口黏，头身重着，纳呆嘈杂，肛门灼热，大便不爽，小便不利。舌苔黄腻，脉滑数。

【病机】邪热犯胃，湿浊阻滞。

【治法】清热化湿，理气和胃。

【方药】小陷胸汤加减。半夏 10 g，黄连 6 g，栀子 10 g，厚朴 10 g，藿香 15 g，吴茱萸 3 g，六一散（包煎）20 g。

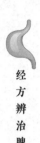

本方由小陷胸汤去瓜蒌，加栀子、厚朴、藿香、吴茱萸、六一散而成。方中半夏清热燥湿，黄连苦寒清胃火，栀子泄热止痛，藿香、厚朴运脾化湿，吴茱萸辛散为佐，六一散加强利湿之功。

气滞腹胀者，加木香、佛手等理气消胀；恶心呕吐者，加竹茹、旋覆花等和胃降逆；纳呆者，加神曲、山楂、谷芽、麦芽等消食健胃；反酸者，加海螵蛸、浙贝母等中和胃酸。

三、水饮内停

【主证】胃脘疼痛，泛吐清水，胃中闻及振水音，不渴，喜温。舌质淡，边有齿印，或舌体胖嫩，苔白，脉沉弦。

【病机】脾阳虚衰，水饮内停。

【治法】健脾利水，温阳化饮。

【方药】茯苓甘草汤合小半夏汤加减。茯苓 30 g，桂枝 10 g，生姜 10 g，炙甘草 9 g，姜半夏 9 g，白术 10 g。

本方由茯苓甘草汤合小半夏汤加白术而成。方中茯苓、白术健脾利水；桂枝温通中阳、生发表阳；生姜和中降逆止呕；半夏燥湿化痰，与生姜相合以通阳化饮，降逆止呕；炙甘草调和诸药。

泛吐清水较多，宜加干姜、陈皮以温胃化饮。

四、饮食阻胃

【主证】胃脘胀痛拒按，不思饮食，嗳腐酸臭，恶心欲吐，大便不爽。苔厚腻，脉滑。

【病机】饮食停滞，阻塞胃气。

【治法】消积导滞，和胃止痛。

【方药】枳术丸加味。枳实 10 g，白术 20 g，厚朴 10 g，莱菔子 12 g，焦三仙各 12 g，半夏 10 g，陈皮 12 g。

本方为枳术丸加厚朴、莱菔子、焦三仙、半夏、陈皮而成，方中枳实行气消滞，白术健脾益气，厚朴消胀泄满以助枳实，焦三仙消食导滞，莱菔子利气消谷，半夏、陈皮化湿和胃。

脘腹胀甚者，加木香、青皮、槟榔等行气消滞；肉食积滞者，可加鸡内金消食化积。

五、肝气犯胃

【主证】胃脘胀痛，痛窜胁背，嗳气痛轻，气怒痛重，胸脘痞闷，嘈杂吞酸，排便不畅，喜叹息。舌边红，苔白，脉沉弦。

【病机】肝郁气滞，胃失和降。

【治法】疏肝理气，和胃止痛。

【方药】四逆散加减。柴胡 10 g，炒白芍 15 g，枳壳 10 g，甘草 5 g，延胡索 10 g，川楝子 3 g。

本方由四逆散加延胡索、川楝子而成，方中柴胡疏肝解郁、理气和络；枳壳行气宽中除胀；白芍、甘草柔肝和胃、缓急止痛；加延胡索、川楝子通畅气血，共奏疏肝理气、除胀止痛之功。

若嗳气频繁，可加沉香、旋覆花、赭石加强下气降逆之功；胃酸多者，加海螵蛸、煅瓦楞子、煅牡蛎、五灵脂等以和胃制酸；兼肝郁化热、胃部灼热、嘈杂反酸者，加牡丹皮、栀子、海螵蛸、黄连以清泻肝胃之热。

六、瘀血停胃

【主证】胃痛如针刺，痛有定处，痛久拒按，入夜尤甚，或见呕血黑便，痛彻胸背。舌质紫暗，有瘀点或瘀斑，苔薄白，脉弦涩。

【病机】瘀血内阻，胃络壅滞。

【治法】活血化瘀，理气通络。

【方药】当归芍药散加味。当归20 g，川芎15 g，白芍30 g，泽泻25 g，白术10 g，茯苓15 g，三棱6 g，莪术6 g。

本方由当归芍药散加五灵脂、三棱、莪术组成。方中白芍敛养肝血，缓急止痛，当归助芍药补血养肝；川芎行血中气滞；泽泻渗湿利浊；白术、茯苓健脾；五灵脂、三棱、莪术破瘀。六药合用，以养血活血、健脾调气。

伴胁痛者，可加川楝子、延胡索、香附等疏肝理气、活血止痛；黑便者，可加三七、白及化瘀止血。

七、胃阴不足

【主证】胃痛隐隐，饥不欲食，口干舌燥，手足心热，消瘦乏力，大便干燥。舌红少津，少苔，或裂纹无苔，脉细数。

【病机】胃阴亏虚，胃失濡养。

【治法】养阴生津，益胃止痛。

【方药】麦门冬汤合芍药甘草汤加味。麦冬20 g，沙参20 g，白芍30 g，人参10 g，半夏12 g，甘草6 g，粳米（包煎）15 g，大枣10 g。

本方为麦门冬汤合芍药甘草汤加沙参而成，方中麦冬、沙参养阴益胃，人参益气生津，半夏降逆下气行津，粳米、大枣益气养胃，白芍、甘草缓急止痛。

阴虚胃热者，可加石斛、知母等清泻胃火；大便干燥者，可加瓜蒌、火麻仁、郁李仁等润肠通便。

八、脾胃虚寒

【主证】胃凉隐痛，喜按喜热，得食痛减，遇冷痛重，餐后饱胀，口淡流涎，畏寒肢冷，纳少便溏。舌淡有齿痕，舌苔薄白，脉沉细迟。

【病机】脾阳亏虚，寒自内生。

【治法】温阳健脾，和胃止痛。

【方药】黄芪建中汤加减。黄芪15 g，党参10 g，桂枝10 g，白芍15 g，干姜6 g，甘草10 g，延胡索10 g。

本方由黄芪建中汤去大枣、生姜、饴糖，加党参、干姜、延胡索而成。方中黄芪、桂枝甘温补中，辛甘化阳；白芍、甘草缓急和营止痛；党参、干姜健脾温胃，散寒止痛；加延胡索行气加强止痛之功。

兼见泛吐清水痰涎者，加陈皮、姜夏、白术、茯苓以健脾助运，温化痰饮；兼嘈杂反酸者，加海螵蛸、煅瓦楞子和吴茱萸以暖肝制酸；内寒偏盛者，加附子、蜀椒，去桂枝改肉桂以加强温中散寒之力。

【验方】

1. 胃痛伴反酸者

（1）海螵蛸、贝母等分研细末，每次3 g。

（2）海螵蛸5 g，炒白芍5 g，打粉，水冲服。

（3）首都医科大学附属北京中医医院自制"舒肝和胃散"。处方：海螵蛸30 g，浙贝母6 g，鸡内金9 g，红豆蔻6 g，广郁金6 g，生甘草9 g，上药共研细末，每100 g中药粉兑入莨菪散6 g，拌匀装包，每包9 g，每次3 g，每日3次。可理气和胃、制酸止痛，对消化性溃疡和各种胃炎表现为胃酸多而痛者，疗效颇佳。

2. 寒性胃痛

（1）香附6 g，高良姜3 g，水煎服。

（2）荜澄茄、白豆蔻等分研末，每次1.5~3 g。

3. 气滞胃痛

（1）青木香研细末，每次3 g。

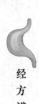

（2）香附 12 g，砂仁 3 g，甘草 3 g，共研细末，每次 2~3 g。

4. 血瘀胃痛

（1）红花 3 g，大枣 10 枚，水煎服。用于血瘀胃痛。

（2）桃仁、五灵脂各 15 g，微炒为末，米醋为丸，如豆粒大，开水送服，每次 15~20 粒。用于血瘀胃痛（孕妇忌服）。

（3）三七粉 3 g，白及粉 4.5 g，大黄粉 1.5 g，混合均匀，每次 3 g。适用于胃脘痛瘀血证、呕血黑便者。

5. 阴虚胃痛　百合 30 g，乌药 10 g，水煎服。

6. 热性胃痛　蒲公英 15~30 g，水煎服。

7. 食积胃痛　莱菔子 15 g，水煎，送服木香面 4.5 g。

【其他疗法】

1. 外敷法

（1）食盐适量，炒热后趁热外敷胃痛部位，用治胃寒作痛。

（2）肉桂 30 g，丁香 15 g，共研细末，纱布包扎，外敷中脘穴，每次 10~20 分钟。

（3）吴茱萸 75 g，白酒适量拌匀，绢布分包，蒸 20 分钟，趁热以药包熨脘腹、脐下、足心，药包冷却后更换，每日 2 次，每次 30 分钟，或以疼痛缓解为度。

2. 刮痧　患者上脘、中脘、下脘部和胸骨柄及脊椎两侧，用 75% 乙醇消毒后，用刮痧板由上往下反复刮动 20~30 次，以皮肤出现紫红色出血点为度，适用于胃痛之实证、热证。

3. 针灸疗法

（1）取穴：中脘、内关、足三里、公孙穴，用补法，并针后加灸以加强温中止痛之力；适用于虚寒证。

（2）取穴：中脘、内关、足三里、章门，用泻法；适用于气滞证。

4. 耳针　取穴：神门、胃、阿是穴；虚证补法，实证泻法。

5.按摩　于中脘穴、内关穴、足三里穴和至阳穴重压按揉，力度由轻至重，由重至轻，至胃痛缓解后再按压5分钟；可用于诸胃痛证。

6.推拿疗法　取穴及部位：中脘、天枢、肝俞、脾俞、胃俞、三焦俞、肩中俞、手三里、内关、合谷、足三里、气海、胃脘部、背部、肩及胁部。以行气止痛为治疗大法，用一指禅推、按、揉、摩、拿、搓、擦等法。

附：胃缓

【概述】

胃缓指因胃体弛缓下垂而出现脘腹坠胀疼痛、食后或站立时为甚的疾病。本病多见于女性、瘦长无力体型者。

胃缓的病位在胃腑，与肝脾肾密切相关。病因多为脾胃虚弱、中气下陷、胃阴耗伤、肝郁气滞、痰饮内停等。病机关键为脾胃失和，升降失常。病性为本虚标实，本虚是脾阳不升，中气下陷，胃体失却固托；标实表现为脘腹胀满，脾运失职，气血津液输布失司，聚为痰饮，阻遏气机等，且可相互兼夹。

【现代医学认识及治疗】

本病主要指西医学中的胃下垂、胃肠神经症、慢性胃炎、胃及十二指肠溃疡，或其他慢性疾病出现胃肠功能紊乱有类似胃缓的临床表现时，可参考本病论治。

胃下垂的发病机制为固定胃的韧带张力减弱，内脏平滑肌张力低下，腹壁脂肪减少，腹肌弛缓，无力撑托胃体而使之下垂。治疗上主要为减轻胃负担，如少食多餐、定时定量，避免进食刺激性及难消化食物；纠正不良的习惯性体位，进食后避免运动，可短时间卧床休息；积极治疗各种慢性消耗性疾病，

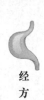

体型偏瘦者应注意均衡营养以增加腹部肌肉及力量；适度锻炼，尤其加强腹肌锻炼。酌情应用胃动力药、止痛药、止吐药、助消化药等，保守确实无效且患者有强烈意愿或发生严重并发症时可考虑手术。

【经方辨治】

根据胃缓的病机，其治疗原则以健脾、益气、升提等方法为主。治宜攻补兼施、寒热并用，时而寓消于补之中，时而寓补于消之内，不同时机各有侧重。气虚有滞、虚中有实是本病的核心问题，益气健脾是治疗本病贯穿始终的指导思想。

一、中气下陷

【主证】脘腹重坠，食后、站立或劳累后益甚，形体消瘦，面色萎黄，神疲倦怠，不思饮食，眩晕，便溏。舌淡，苔白，脉弱。

【病机】脾胃虚弱，中气下陷。

【治法】健脾益气，升阳举陷。

【方药】黄芪建中汤合补中益气汤加减。黄芪24 g，党参18 g，白术10 g，陈皮10 g，当归12 g，升麻6 g，柴胡6 g，炙甘草6 g，桂枝10 g，白芍12 g，生姜6 g，大枣10 g。

本方由黄芪建中汤合补中益气汤，去胶饴、人参，加党参组成。方中黄芪、党参、白术、当归、炙甘草益气健脾生血，柴胡、升麻升举清阳，陈皮理气和胃降逆，桂枝、白芍、生姜、大枣调和脾胃。

脘腹胀满加木香、佛手、香橼以行气消胀；大便溏薄者，加山药、白扁豆、莲子以益气健脾。

二、脾肾阳虚

【主证】脘腹胀满，食后益甚，喜温喜按，呕吐清水，畏冷肢凉，腰酸，食少便溏。舌淡胖，苔白滑，脉沉弱。

【病机】脾肾阳虚，运化失司。

【治法】补益脾肾，温阳散寒。

【方药】理中汤合肾气丸。干姜6g，党参20g，白术20g，炙甘草6g，炮附子6g，熟地黄24g，山药20g，山茱萸12g，肉桂6g，牡丹皮12g，泽泻10g，茯苓20g。

方中干姜、党参温补脾肾，附子、肉桂助命门以温阳化气，熟地黄滋阴补肾，山药、山茱萸补脾益肾，泽泻、茯苓、白术健脾利水渗湿，牡丹皮清泄肝火，甘草补中益气、调和诸药。

腰酸明显，加杜仲、牛膝、续断；久泻不止，加芡实、莲子。

三、胃阴不足

【主证】食后脘腹胀满，烦闷不舒，咽干口燥，烦渴喜饮，嗳气频繁，小便短少，大便干结。舌红津少，苔少而干，脉细数。

【病机】胃阴不足，津不上承。

【治法】滋阴润燥，养阴益胃。

【方药】益胃汤加味。麦冬20g，沙参15g，玉竹10g，生地黄15g，太子参15g，佛手10g，枳壳6g，甘草6g。

本方由益胃汤加太子参、佛手、枳壳、甘草而成，方中麦冬、沙参、玉竹、生地黄益胃生津，太子参、甘草补脾益气，佛手、枳壳理气和胃。

失眠多梦，加首乌藤、酸枣仁、柏子仁；大便干结者，加火麻仁、瓜蒌、杏仁。

四、胃肠停饮

【主证】脘腹胀满而痛，胃中振水声，或肠间漉漉有声，或见呕吐清水，不思饮食，眩晕心悸。舌淡，苔白腻，脉滑或弦滑。

【病机】水停胃肠，脾胃失运。

【治法】健脾和胃，温化痰饮。

【方药】苓桂术甘汤合小半夏汤加味。茯苓12g，桂枝9g，白术10g，炙甘草6g，半夏9g，生姜6g，苍术10g，泽泻10g。

本方由苓桂术甘汤合小半夏汤加苍术、泽泻而成，方中以茯苓、白术、桂枝温阳健脾化饮，甘草益气健脾，半夏化痰饮和胃，生姜温胃散寒，苍术、泽泻淡渗利湿加强化饮之势。

呕逆不食，可加旋覆花、赭石；胃纳呆钝者，加麦芽、鸡内金。

五、肝胃不和

【主证】胃脘、胸胁胀满疼痛，胸闷嗳气，善太息，郁闷烦躁，口干口苦，失眠多梦。舌淡红，苔薄或薄黄，脉弦。

【病机】肝郁气滞，胃失和降。

【治法】疏肝理气，健脾和胃。

【方药】四逆散加味。柴胡9g，枳实18g，白芍18g，炙甘草3g，香附10g，延胡索10g，党参10g，山药15g。

本方由四逆散加香附、延胡索、党参、山药而成，方中柴胡、枳实疏肝理气解郁、舒畅气机，白芍养血柔肝，炙甘草、党参、山药益脾和中，香附理气宽中，延胡索行气止痛。

血虚者，加当归、熟地黄；兼血瘀者，加丹参、当归。

【验方】

1.制马钱子60g，枳实180g，白术360g，三味药共研细末，炼蜜为丸，每丸重约 3 g，早晚饭后各 1 丸，温开水送服。

2. 苍术 15 g，武火 3 分钟后改文火缓煎 20 分钟，亦可直接用沸水浸泡后少量频饮。用于脾虚湿阻者。

3. 枳实 12 g，水煎服。用于脾虚气滞者。

4. 黄芪 30 g，砂仁（布包）10 g，乌鸡半只，共煲至烂熟，去砂仁，加盐调味，饮汤食肉。用于脾虚气陷者。

5. 猪肚 1 只，洗净，将黄芪 30 g、陈皮 9 g 用纱布包好后放入猪肚中扎紧，加水文火炖煮，熟后去药包，趁热食肚饮汤。用于中气不足、脾胃虚弱者。

6. 鸡蛋 1 枚打入碗内，桂圆肉 30 g 加水煮沸后将汁水冲入蛋中搅匀，煮熟后食用，每日早、晚各 1 次。用于脾胃阳虚者。

7. 乌龟肉 250 g，炒枳壳 15 g，共煲汤，加盐调味，食肉饮汤。用于胃阴亏虚者。

【其他疗法】

1. 针刺　可选用足三里、中脘、关元、中极、梁门、解溪、脾俞、胃俞等穴。

2. 灸法　可选用足三里、天枢、气海、关元等穴。每日施灸 2 次，每穴 5~10 壮，10 天为 1 个疗程。灸后可用右手托胃底部，用力缓缓向上推移，反复数次。

3. 耳针　在"胃肠区"寻找敏感点，即阿是穴，加压 2~3 分钟，每日 1 次。

4. 按摩　选取中脘、天枢、关元、脾俞、胃俞、足三里等穴，以中强度的点、按、揉、震颤等手法治疗。

5. 埋线　常用胃俞透脾俞，中脘透上脘，植入羊肠线，每隔 30 日施术 1 次。

6. 拔罐　第一组取穴大椎、肝俞、脾俞、气海；第二组取穴筋缩、胃俞、中脘。以上两组穴位用刺络拔罐法，每次 1 组，每日 1 次。

7. 导引站桩功　两足开立与肩同宽，两膝微屈，挺胸拔背，全身放松。两手心朝上，指尖相对放在脐上，随吸气两手上升至心中，随呼气至脐下。如此反复，呼吸要求松静细缓，勿故意憋气。吸气时意想两手托胃缓缓向上升，呼气时意守丹田。

8. 中频治疗　中频治疗仪的两支电极板纱布包裹，用温水浸湿。选取上脘和下脘、两侧梁门、中脘和气海、两侧天枢、两侧足三里，每对穴位 4~5 分钟，使电极板与皮肤紧密接触，电流强度以患者有刺麻感并可见腹部肌肉收缩为宜，每日 1 次，20 天为 1 个疗程。

吐　血

【概述】

吐血又名"呕血"，是指血由胃来，经口吐出或呕出，血色鲜红或紫暗，常伴有食物残渣为临床特征的病证。部分病例有胃脘部疼痛的病史。吐血多因胃热壅盛，肝火犯胃，气不摄血，胃气上逆，损伤胃络所致，临床以内伤、火、热之邪所致者较为常见。

《黄帝内经》中首载"呕血"，《素问·厥论》言："太阳厥逆，僵仆呕血。""阳明厥逆，咳喘身热，善惊衄，呕血。"《素问·举痛论》言："怒则气逆，甚则呕血。"均指出其病因为阳气厥逆，或大怒气逆血液妄行所致。《黄帝内经》所载均以"呕血"而名。"吐血"之名首见于《金匮要略·惊悸吐衄下血胸满瘀血病脉证治》中，"吐血不止者，柏叶汤主之""心气不足，吐血、衄血，泻心汤主之"。

【现代医学认识及治疗】

本病主要涵盖了西医学中导致上消化道出血的疾病，一般是指十二指肠悬韧带以上包括食管、胃、十二指肠、上段空肠以及胰管和胆道部位的出血。上消化道出血是中年人最常见的内科急症之一，以呕血及黑便为主要临床表现。常见的原因有消化性溃疡、急慢性胃炎，尤其是出血性糜烂性胃炎、胃黏膜脱垂、十二指肠球炎、门静脉高压引起的食管 – 胃底静脉曲张破裂、应激性溃疡、胃肠胰胆等。

一般常用药物为制酸类药物，最常用的为质子泵抑制剂，能够减少胃酸分泌，从而达到治疗溃疡病与出血的目的，其他还有前列腺素及其衍生物等。

【经方辨治】

一、热盛吐衄证

【主证】吐血紫暗或呈咖啡色，甚则鲜红，常混有食物残渣，口干口臭，喜冷饮，胃脘胀满灼痛，便秘。舌红，苔黄腻，脉滑数。

【病机】胃热炽盛，损伤络脉。

【治法】清胃泻火，凉血止血。

【方药】三黄泻心汤加减。生大黄 10 g，黄连 10 g，黄芩 10 g，大蓟 12 g，小蓟 12 g，侧柏叶 15 g，茜草根 9 g，白茅根 20 g，棕榈皮 9 g，牡丹皮 12 g，焦栀子 10 g。

本方由三黄泻心汤加大蓟、小蓟、侧柏叶、茜草根、白茅根、棕榈皮、牡丹皮、焦栀子组成。三黄泻心汤泻热止血降气，大蓟、小蓟、栀子、侧柏叶清热凉血止血，茜草根、白茅根、牡丹皮滋阴凉血，活血祛瘀。棕榈皮，收涩止血。

如因胃气上逆、恶心呕吐者，加赭石、竹茹、旋覆花和胃降逆；口渴、舌红而干、脉象细数者为热伤胃阴，加麦冬、石斛、天花粉养胃生津。如胃热较甚、伤阴较重者，可改用生地黄散以凉血养血止血。

二、肝火犯胃证

【主证】吐血鲜红或紫暗，口苦目赤，胸胁胀痛，心烦易怒，失眠多梦，或有黄疸、胁痛宿疾，或见赤丝蛛缕、痞块。舌红，苔黄，脉弦数。

【病机】肝火犯胃，络破血溢。

【治法】泄肝清胃，降逆止血。

【方药】龙胆泻肝汤。龙胆15 g，黄芩9 g，栀子12 g，泽泻20 g，柴胡12 g，甘草10 g，木通5 g，车前子（包煎）12 g，生地黄15 g，当归20 g。

如火邪较重者，可加用白茅根、藕节、墨旱莲、茜草，或合用十灰散以凉血止血；胁痛甚者，加郁金、香附理气活络定痛；如兼见黄疸、痞块等证，可加用茵陈、黄柏、大黄、三棱、莪术清热利湿，退黄消积。

三、虚寒吐血证

【主证】吐血暗淡，胃脘胀满，常有隐痛，嘈杂嗳气，大便稀溏而色黑，面色苍白，唇甲淡白，神疲乏力，心悸头晕，遇劳则甚，形寒肢冷。舌质淡，苔薄白，脉细弱。

【病机】吐血日久，败伤中气，阳随阴脱，胃寒失摄。

【治法】补气温阳，收敛止血，生肌愈溃。

【方药】柏叶汤加味。侧柏叶30 g，干姜15 g，艾叶30 g，黄芪30 g，白术15 g，赤石脂20 g，三七（冲服）6 g，血竭（冲服）3 g，白及20 g，当归18 g，陈皮20 g，海螵蛸18 g。

本方由柏叶汤加黄芪、白术、赤石脂、三七、血竭、白及、当归、陈皮、海螵蛸组成。方中柏叶汤温中止血，配以黄芪、白术补气，赤石脂、白及、海螵蛸收敛止血，三七、血竭祛瘀不留邪，当归、陈皮调气和血。

若吐血量多，出血后面色青白、心慌气短、汗出肢冷、舌质淡、脉细数无力等症，为气随血脱之危重证候，当急用独参

吐
血

汤益气固脱，或用参附汤益气回阳固脱，并可加服三七粉、云南白药、阿胶等止血。

四、胃脘瘀血证

【主证】吐血其色紫黑有瘀块，伴胃脘刺痛，痛处固定，拒按，面色暗黑，口渴但欲漱水而不欲咽。舌质暗红，有瘀斑，脉弦涩。

【病机】血瘀气阻，血不归经。

【治法】活血化瘀，降逆止血。

【方药】血府逐瘀汤加味。桃仁 12 g，红花 6 g，赤芍 15 g，当归 20 g，生地黄 15 g，川芎 12 g，牛膝 15 g，枳壳 9 g，柴胡 12 g，桔梗 6 g，丹参 15 g，蒲黄 15 g，甘草 6 g。

本方由血府逐瘀汤加丹参、蒲黄组成。

如出血不止者，可加三七、白及以化瘀止血。

五、阴虚火旺证

【主证】吐血反复不已，色红量多，胃痛隐隐，多伴有五心烦热，口干欲饮，乏力消瘦面赤心烦，失眠，多梦。舌红，少苔，脉细数。

【病机】胃津枯竭，虚火上炎。

【治法】清养胃阴。

【方药】麦门冬汤加减。麦冬 60 g，半夏 9 g，北沙参 6 g，甘草 4 g，粳米 6 g，大枣 12 枚。

本门由麦门冬汤去人参，加北沙参组成。

吐血较重者，可加用牡丹皮、侧柏叶、墨旱莲、藕节以增强滋阴凉血止血之功效。

【验方】

1. 黄芪 9 g，紫背浮萍 15 g，上二味研末，每次 3 g，兑蜜水服，每日 3 次。治气虚吐血。

2. 三七 3 g，口中咀嚼三七，用米汤送服，每日 2 次。治血瘀吐血。

3. 白茅根 1 把，水煎服，每日 3 次。治热盛吐血。

4. 川郁金适量，研末，取井水烧沸，每次 6 g，每日 12 次。治吐血兼气郁者。

5. 莲子心 7 枚，糯米 30 g，莲子心研末，糯米熬汤送服，每日 1 次。治劳心吐血。

6. 枸杞根、枸杞子、地骨皮各 10 g，水煎服，每日 2 次，常服。治吐血久久不愈，阴虚火旺者。

【其他治法】

1. 针灸疗法

（1）针刺：取穴上脘、内庭、郄门，用泻法。治吐血胃中积热者。

（2）针刺：取穴中脘、足三里、脾俞，用补法，并可留针 20~30 分钟。治脾虚吐血者；若虚寒盛者，可加艾灸。

（3）邓铁涛梅花针法：取穴人迎，从穴位中心向外周绕圆圈叩击，先叩右侧，再叩左侧，每侧 3~15 分钟。治吐血暴作不止者。

（4）艾灸：灸天枢 7 壮。治吐血伴有腹中冷痛者。另《千金方》载，吐血可灸印堂百壮。

（5）针灸、火罐并用：取中脘、脾俞、足三里、隐白。治脾胃虚弱证。

2. 敷贴

（1）生附子 12 g，独头蒜 1 枚，醋适量。方法：生附子研粉。余药捣烂，混匀。分贴于双足涌泉穴，用纱布包扎，胶布固定。药干即换，血止为度。若觉皮肤红肿瘙痒，则宜停用。治虚寒吐血。

（2）生大黄粉30 g，陈醋适量。方法：生大黄兑入陈醋，调成糊状，备用。先用温水，清洁脐孔、脐周，然后敷上药糊，纱布覆盖，胶布固定，药干即换，血止为度。孕妇及皮肤过敏者忌用。治实热吐血。

（3）生地黄15 g，咸附子15 g。方法：将药烘干，共研细末，过筛，用醋或盐水调成膏，敷双足涌泉穴。每日1次，3天为1个疗程。适用于肝火犯胃之吐血。

3. 食疗　吐血期间需要禁食。血止之后，方可以流质、半流质食疗。黑枣50 g，花生米50 g。加水入砂锅，旺火烧沸，文火焖至枣烂。取出花生及枣皮枣核，加红糖适量，溶化后，收浓汁出锅。每次2汤匙，每日2次。吐血后调养。

便 血

【概述】

凡血自大便而下，或血便夹杂而下，或在大便前后下血，或单纯下血，均称为便血。便血颜色可呈鲜红、暗红或黑色。其颜色主要因出血部位、出血量以及血液在肠道中停留的时间长短而不同。如出血部位靠下、出血量大则为鲜红色；反之出血部位靠上，出血量少，血液在肠道内停留的时间较长则为暗红色。

本证多由肠胃湿热、脾胃虚寒、气虚不摄等病因导致胃肠络脉受损，血溢络外而成。常见病因大抵分为五类：感受外邪、饮食不节、情志过极、劳倦过度、久病热病之后。病机亦有虚实之分，即气虚不摄、血溢脉外和湿热内灼、迫血妄行两类。其病位在肠胃，初期多以邪实为主，久病则以正虚为主，中期又由于正邪相争，或失治误治多有虚实夹杂。

【现代医学认识及治疗】

现代医学认为便血多属于下消化道出血，但亦可见上消化道出血。便血多因消化道本身的疾病而起，如食管 – 胃底静脉曲张破裂出血，胃、肠道溃疡和炎症、寄生虫感染、肿瘤（包括息肉和癌）、痔、肠套叠、肛裂、大便干燥擦伤等。消化道以外的其他系统的疾病，如血液病、急性传染病、维生素缺乏症、中毒或药物毒性作用等。小儿出现便血，多由肠息肉引起，血色鲜红、无痛、血与大便不混合，也可见于细菌性痢疾、肠套叠、血液系统疾病等。成年人便血，多由痔疮、肛瘘、肛裂、肠息肉、肠癌、炎症性肠病等引起。

临床表现多分为鲜血便、脓血（黏液血便）、黑便以及隐血便等，伴随肛门及肛周病变者，多便血鲜红，肛门疼痛难忍，或肿胀有痔核，或伴有肛裂。伴随上消化道疾病者，呕血一般都伴有黑便，出血量大、速度快时可以有血便。伴随下消化道疾病者，根据出血的原发病不同，伴随症状表现不一。便血伴有皮肤、黏膜或其他器官出血现象者，多见于血液系统疾病及其他全身性疾病，如白血病、弥散性血管内凝血等。

现代医学治疗主要是针对便血伴随不同的症状，积极寻找病因，根据其原发病的治疗，从而达到根治或减轻的目的。

【经方辨治】

便血的发生主要与肠和胃有关，当不同的病因损伤胃及肠道络脉，而致血不循经，溢于胃肠，而致便血。其治疗的成败关键在于辨证求因，审因论治。

本证辨证要点：一要注意辨便血的颜色及性状，便血色暗或黑，量多者病多在胃与小肠；大便带血，血色鲜红者多病在大肠、直肠。二要辨病性之寒热，辨寒热除依据血色之外，要四诊合参，根据临床的主要兼证及舌脉即可识别。一般属热者，多为实证，属寒者，多为虚证。由于临床病因复杂，往往虚实夹杂，寒热并见，宜抓住主因，用药切中病机，方可奏效。

便血证有便血缠绵，量少，日久不愈，临床症状不甚明显者，亦有突然便血，量多而迅速出现厥脱之象，故治疗宜本着急则治其标，缓则治其本的原则。慢性小量出血多治本，调补脾胃为主；急性大量出血，速宜益气固脱为要，俟病情缓解，方图治本，杜其复发为是。

一、胃肠积热

【主证】便血色紫暗或紫黑，口苦，口渴喜冷饮，胃脘胀闷作痛，并有灼热感，有时烦躁，头昏目眩，大便不畅。舌红而干，苔黄，脉弦数或滑数。

【病机】胃肠积热，灼伤络脉。

【治法】清胃泻火，化瘀止血。

【方药】泻心汤（《金匮要略》）合十灰散（《十药神书》）加减。黄连 12 g，黄芩 9 g，大黄 9 g，大蓟 15 g，小蓟 15 g，侧柏叶 15 g，牡丹皮 15 g，栀子 12 g，炙甘草 6 g。

本方由泻心汤合十灰散，加炙甘草，去荷叶炭、白茅根、茜草根、棕榈炭组成。本方以黄连、黄芩苦寒泻心火，清邪热，除邪以安正；尤妙在大黄之苦寒通降以止其血，使血止而不留瘀；大蓟、小蓟性味甘凉，长于凉血止血，且能祛瘀；侧柏叶能凉血止血；血之所以上溢，是由于气盛火旺，故用栀子清热泻火，挫其鸱张之势，使气火降而助血止；重用凉降涩止之品，恐致留瘀，故以牡丹皮配大黄凉血祛瘀，使止血而不留瘀。全方集凉血、止血、清降、祛瘀诸法于一方，但以凉血止血为主，使血热清，气火降，则出血自止。

出血较多者，可酌加地榆、槐实凉血止血，参三七化瘀止血；胃热伤津，口干喜饮者，加石斛、天花粉等以养阴生津；大便秘结者，加玄参、麦冬、生地黄以增液润燥；出血过多、气阴两亏者，加用生脉散以益气养阴；如阴虚火旺、迫血妄行所致便血者，可用黄连阿胶汤滋阴清火，加墨旱莲、白茅根、藕节以滋阴凉血、止血。

便
血

二、湿热蕴结

【主证】大便下血，血色不鲜，或紫黑如赤豆汁，腹部胀满，饮食减少，恶心呕吐，便下不爽，气味秽臭，小便短赤，或兼见面目发黄，口干而苦。舌苔黄腻，脉象濡数。

【病机】湿热蕴结，灼伤肠络。

【治法】清热化湿，凉血止血。

【方药】赤小豆当归散（《金匮要略》）合地榆散（《仁斋直指方》）。地榆 20 g，茜草根 20 g，黄芩 9 g，黄连 15 g，山栀子 15 g，赤小豆 15 g，当归 15 g，薏苡仁 20 g，蒲公英 20 g。

本方用赤小豆祛湿清热，而解毒排脓；当归活血养正，以祛血中之风；黄芩、黄连、栀子苦寒相合以清除火热之邪；地榆、茜草根凉血止血；薏苡仁以清热利湿，合蒲公英清热利湿消肿。诸药合用清热化湿，凉血止血。

大便秘结者，可佐加大黄通腑泄热；气滞胀者，加木香、枳实行气消胀；胸闷、恶心、呕吐，加苍术、砂仁，以祛湿和胃化浊；便血量多者，加槐实或槐花，以增强止血之功；大便下血、夹有黏液者，加败酱草、金银花，以清热解毒；若见面目发黄、口苦而干者，加茵陈、车前子、苦参，以祛湿退黄；如便血日久不愈、湿热未尽而营阴已亏，可改用驻车丸以寒热并调，化湿坚阴；若下血过多、阴分亏损，宜用六味地黄丸合脏连丸加地榆、墨旱莲以滋阴清热，养脏止血。

三、肝胃郁热

【主证】便血，血色紫暗或黑色，有时血色鲜红，脘胁胀痛，口苦口干，胃纳减退，心烦易怒。舌质红，苔薄黄，脉弦数。

【病机】肝胃郁热，灼伤血络。

【治法】泻肝清胃，凉血止血。

【方药】栀子大黄汤（《金匮要略》）合逍遥散（《校注妇人良方》）加减。栀子 15 g，大黄 9 g，柴胡 12 g，当归 15 g，白芍 15 g，龙胆 6 g，生地黄 20 g，牡丹皮 15 g，黄芩 9 g，茜草根 15 g，花蕊石 12 g。

本方由栀子大黄汤合逍遥散，去枳实、淡豆豉、茯苓、薄荷、生姜，加龙胆、生地黄、牡丹皮、黄芩、茜草根、花蕊石组成。本方以栀子、大黄、龙胆清肝胆湿热，泻火，凉血；合逍遥散以疏肝解郁；配牡丹皮、生地黄以清泻虚热；茜草根、花蕊石以凉血止血；诸药合用泻肝清胃，凉血止血。

如肝火急迫，灼伤胃络，兼见吐血，色鲜红量多，血出如涌者，宜清热凉血，可用犀角地黄汤，并以参三七末调服；火邪炽盛伤阴者，亦可加石斛、天花粉、麦冬以养阴生津。

四、气滞血瘀

【主证】便血紫暗，脘腹胀痛，面色暗滞，或有胁下瘤块。舌质紫暗，脉弦细或涩。

【病机】气血阻滞，血不循经，络破血溢。

【治法】行气化瘀，活血止血。

【方药】桂枝茯苓丸（《金匮要略》）合膈下逐瘀汤（《医林改错》）加减。桂枝 15 g，茯苓 15 g，牡丹皮 12 g，当归 15 g，川芎 12 g，赤芍 15 g，桃仁 12 g，红花 9 g，五灵脂 9 g，香附 12 g，乌药 12 g，延胡索 15 g，参三七粉（分冲）5 g，生地榆 20 g。

本方由桂枝茯苓丸合膈下逐瘀汤，去枳壳，加参三七、生地榆组成。本方以桂枝温通经脉而行瘀滞；桃仁化瘀消癥；牡丹皮、赤芍散血行瘀，清退瘀久所化之热；芍药养血和血；茯

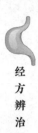

苓消痰利水，渗湿健脾；当归、川芎、赤芍养血活血，与逐瘀药同用，可使瘀血祛而不伤阴血；牡丹皮清热凉血，活血化瘀；桃仁、红花、五灵脂破血逐瘀，以消积块；配香附、乌药、枳壳、延胡索行气止痛；尤其川芎不仅养血活血，更能行血中之气，增强逐瘀之力；甘草调和诸药。全方以逐瘀活血和行气药物居多，使气帅血行，更好发挥其活血逐瘀、破癥消结之力。

胁下有痞块者，可加郁金、丹参、鳖甲，以活血祛瘀，消癥化积；瘀血内停，郁而化热，热扰心营，而症见便血、发热，入夜热甚，可用犀角地黄汤凉血止血；如出血过多而致气阴两伤者，用生脉散益气养阴。

五、脾肾阳虚

【主证】大便下血，其色紫暗或黑，脘腹隐隐作痛，面色无华，肢倦懒言，少食便溏，甚则畏寒肢冷，小便清长。舌质淡，舌苔白，脉沉细无力。

【病机】脾肾阳虚，血失统摄。

【治法】健脾温肾，益气摄血。

【方药】黄土汤（《金匮要略》）加味。灶心黄土 15 g，附子 10 g，白术 20 g，熟地黄 15 g，阿胶（烊化）15 g，黄芩 9 g，甘草 6 g，炮姜 12 g，黄芪 15 g，参三七（分冲）5 g。

本方由黄土汤加炮姜、黄芪、参三七组成。灶心黄土温暖脾阳，恢复脾运，又能止血，治疗主证；地黄、阿胶有补血止血作用，外溢之血可止，已损之血可补，三药同用，能呈止血功效，且配三七以化瘀止血。阳气虚寒而呈失血，如果只用止血药物塞流，不从澄本清源着手，虽用止血药亦无济于事，唯有温阳健脾与止血同施，标本并图，收效始捷。故用白术、黄芪、甘草益气健脾，附子温助阳气以恢复阳气统摄之权，虽然本身并无止血作用，却能收到止血效果。肝为藏血之脏，肝不藏血常是出血机制之一，此方所治诚然是以脾肾阳虚不能统摄温阳为其主要原因。但肝不藏血的机制亦同时存在。故于温阳止血方中配伍黄芩清肝止血。体现以温阳摄血为主，清肝止血为佐的配伍形式，有相反相成之妙。

如肾阳虚较重，出现大便滑泄不禁，面色㿠白，腰膝酸软，舌质淡胖，脉虚细无力，宜加温补固涩之品，如仙茅、淫羊藿、补骨脂等，并加重附子用量；若日久中气下陷者，可合用补中益气汤。

【验方】

1. 黄连 6 g，枳壳 6 g，槐花 24 g，三味同炒，去槐花不用，只以二味煎服立效。治便血内有湿热积滞者。

2. 酸石榴皮 15 g，茄子枝 9 g，石榴皮炙为末，茄子枝煎汤送服，每次服石榴皮末 3 g，每日 2 次。功能收敛止血，治便血年高日久不愈者。

3. 生银杏 49 个，去壳膜，研烂，入云南白药和为末，丸如弹子大，每次 3 丸，空心、细嚼，每日 1 次。治诸般肠风、脏毒。

4. 贯众 30 g，去皮毛锉焙为末，每次 6 g，空心米汤送服，每日 3 次。治诸般肠风、血痔。

5. 三七粉适量，米酒送服，每日 3 次。治便血有瘀血内阻者。

6. 香白芷为末，每次 6 g，米汤送服，每日 3 次。治便血之鲜血如溅者。

7. 制何首乌 6 g，研末，食前米汤送服 6 g，每日 3 次。治便血不止。

8. 血见愁适量，姜汁和捣，米汤送服 3 g，每日 2 次。治便血不止。

9. 鲜马齿苋 250 g，油盐炒至半熟，加醋适量，浸 10 分钟，取出，嚼汁吐渣，每日 1 次。治便血热实者。

10. 嫩柏叶（九蒸九晒）60 g，陈槐花（炒焦）30 g，为末，蜜丸，如梧子大，每次空心温酒送服 40 丸，每日 1 次。治酒毒便血。

11. 霜后干丝瓜适量，烧灰存性，为末，空心酒送服 6 g，每日 2 次。治肠风下血。

12. 荸荠 60 g，捣取汁，兑入上好米酒 30 mL，空心温服。每日 1 次，3 天为 1 个疗程。治便血。

13. 五灵脂 30 g，炒去火毒，每次 3 g，每日 2 次。治肠风。

14. 丝瓜 1 个，槐花适量，丝瓜烧存性，槐花 9 g，共研为末，米汤调服，每次 3 g，每日 2 次。治便血不止。

【其他疗法】

1. 针刺疗法

（1）取三间、商阳、大陵、内关、承扶，平补平泻，留针 30 分钟。治肠风下血。

（2）取关元、太白、足三里、会阳，补法，加艾灸。治脾胃虚寒型便血。

（3）取脾俞、大肠俞、中髎、长强、关元、三阴交，每次 3~4 穴，泻法。治湿热便血。

2. 灸法

（1）灸命门穴，在脊骨中，与脐对，灸 7 壮即止。治脾肾虚寒便血。

（2）灸中脘、气海，适用于便血面白、脉濡、手足冷、饮食少思、强食即呕者；若便血久久不愈，或时作时止，则另灸大椎节陷中百劳穴。

3. 耳针　取穴胃、大肠、肾上腺、皮质下，留针 10~20 分钟。

4.敷脐法

（1）肉桂、生附子、硫黄、五倍子各等分，共研成极细末，随时选取。用法：用独头蒜 1 枚、鲜葱头 2 只捣烂，入上药末适量，调成糊状，敷于脐中，纱布外裹，胶布固定。每日敷贴 1 次，血止即除。适用于虚寒型便血。

（2）黄芩、黄连、大黄各等分，研为末，备用。用法：用赤小豆 30 g，煎汤收取浓汁，调上药末，敷于脐中，外裹纱布，胶布固定。每日敷贴 1 次，血止即除。适用于肠道湿热型便血。

备注：使用上法时，请于每次敷药前，先用温水清洁脐周。若使用后觉皮肤红肿、瘙痒难忍，则当停用。

5.灌肠法　云南白药 30 g。将上药溶于 150~200 mL 生理盐水中，保留灌肠，每日 1 次，连用 3~5 次。

伤 食

【概述】

伤食指因食物积滞难化而导致的以胃肠功能失常为特征的病证。起病多较急，以脘腹胀满疼痛、呕恶嗳腐、或吐或泻、大便干结或大便黏滞难下为主要临床表现。

伤食主要是因食致病，伤及胃肠，引起受纳、运化功能失常；此外，脾胃虚弱，受纳、运化功能不健；情志失调，肝木横逆，克及脾胃，脾胃运化受制都可引起伤食病。本病病位在胃肠，多涉及肝、脾二脏。初病多为实证，久病由实转虚或虚实夹杂。

【现代医学认识及治疗】

西医的治疗目的在于迅速缓解症状，恢复胃肠道正常生理功能。一般通过改善生活方式，控制饮食，调整饮食结构和习惯，进食时细嚼慢咽，去除可能与症状发生有关的发病因素，如忌酒类饮料，避免进食生冷凉拌、寒凉属性、有刺激性的食物；对于牛奶、豆制品之类产气较多的食物亦需节制。药物治疗上主要是对症治疗，可选用助消化药、促进胃动力药等。

【经方辨治】

伤食可单独为病，亦可伴发于其他疾病过程中。辨证可分为实证和虚实夹杂两类，实证当以祛邪为主，虚实夹杂证当消补并用。治疗时应健脾和胃，调理气机，抓住健脾、理气、和胃三个环节。

一、宿食停胃

【主证】胃脘胀痛拒按，脘腹饱满，嗳腐酸臭，厌食纳呆，恶心欲吐，大便不畅。舌苔厚腻，脉弦滑。

【病机】食滞中焦，气机不畅。

【治法】消食导滞，和胃理气。

【方药】保和丸加减。山楂15 g，神曲15 g，半夏10 g，茯苓10 g，陈皮10 g，连翘10 g，莱菔子12 g。

方中山楂、神曲健运脾胃消积滞，莱菔子下气消食，茯苓、半夏、陈皮化湿和胃、调畅气机，连翘清热散结。

伤肉食者，重用山楂、加草果；伤面食者，重用莱菔子、神曲；伤鱼虾蟹者，加丁香、紫苏、生姜；胃胀满者，加枳实、槟榔。

二、脾虚气滞

【主证】脘腹痞闷或胀痛，嗳气呃逆，疲乏无力，食少纳呆。舌淡，苔薄白，脉细弦。

【病机】脾胃虚弱，健运失职。

【治法】健脾和胃，理气消胀。

【方药】四君子汤加味。党参20 g，白术10 g，茯苓20 g，炙甘草6 g，枳实6 g，厚朴6 g，木香6 g，砂仁6 g。

本方由四君子汤加枳实、厚朴、木香、砂仁而成，方中党参、白术、茯苓、炙甘草益气健脾，鼓舞脾胃清阳之气；枳实、厚朴理气消痞；木香、砂仁理气开胃。

头晕心悸者，改党参为人参，加白芍、阿胶益气补血；脘腹胀满者，加紫苏梗、陈皮理气消胀。

三、脾胃虚寒

【主证】胃脘隐痛或痞满，喜温喜按，泛吐清水，食少纳呆，神疲倦怠，手足不温，大便溏薄。舌淡，苔白，脉细弱。

【病机】脾胃虚寒，失于温煦，运化失职。

【治法】健脾和胃，温中散寒。

【方药】理中丸加减。人参 10 g，白术 10 g，干姜 10 g，炙甘草 6 g，紫苏梗 12 g，厚朴 6 g，神曲 12 g，香附 10 g。

本方由理中丸加紫苏梗、厚朴、神曲、香附而成，方中人参、白术健脾和胃，干姜、炙甘草甘温和中，紫苏梗、厚朴、香附理气消胀宽中，神曲健胃消食。

腹部怕冷者，加吴茱萸、高良姜温中散寒。

【验方】

1. 山楂肉 200 g，水煮至熟，汤肉同服。治肉积不消。

2. 陈皮 200 g，微焙后研末，水煎后代茶饮。治食积痰盛证。

3. 鸡内金 100 g，葛根 100 g，共研细末，面糊为丸，如梧桐子大，每次 30 粒，每日 3 次。可化食解酒积。

4. 鸡内金 200 g，微焙后研细末，每次 1.5 g。可健脾化食。

5. 鲜萝卜适量，切片生嚼。治脘腹痞满，嗳气吞腐。

【其他疗法】

1. 针刺　取下脘、足三里泻之，配内关。治伤食呕吐。

2. 针刺　取中脘、内关、足三里。治脾胃虚弱之饮食难消。

3. 艾灸　取中脘。治饮食量少、脘腹膨胀、恶寒喜暖。

4. 针刺　取中脘、脾俞、胃俞。治胃中虚寒，食少难化；腰酸者加肾俞，便溏者加大肠俞。

5. 耳穴　取脾、胃、大肠、交感，用王不留行点压固定，7 天为 1 个疗程。

6. 捏脊疗法　睡前俯卧，于患者脊柱两旁，由下至上捏脊3 次。治脾胃虚弱，食积难化。

7. 按摩　睡前取中脘、上脘、下脘穴，以手掌按摩。可健胃助消化。

腹　胀

【概述】

　　腹胀是以脘腹胀满，腹部外形胀大，触及无形为特点的病证。多因起居失调、忧思恼怒、内伤饮食而致脏腑功能失调、气机运化失常所致。腹胀多分为实胀与虚胀两大类。引起腹胀的病因很多，但与脾胃功能失调、气机升降失司、肝气失于条达疏泄关系更为密切，肝脾二脏功能失调是形成腹胀的基本病机，病位也涉及大肠、小肠、肺、肾等脏腑。

【现代医学认识及治疗】

　　腹胀为临床常见病证，可单独出现，也常在其他病证过程中作为兼症出现，如现代医学中的急慢性胃炎、胃下垂、胃肠神经症、胃黏膜脱垂、消化不良及消化性溃疡、慢性结肠炎、肝炎、肝硬化等均可归属于中医"腹胀"范畴。

　　腹胀的病因：胃肠道气体增多引起的胃肠道胀气；腹腔内液体增加造成的腹水；巨大腹腔内肿物如卵巢癌、肾肿瘤、肝癌、巨脾等压迫腹腔，刺激腹腔内的压力感受器而引起腹胀；如功能性消化不良、肠易激综合征等功能性疾病也可引起腹胀；某些食物也可引起腹胀，如豆类制品、奶制品及高淀粉食物等。

【经方辨治】

　　根据腹胀产生的病因病机，临床证候及舌苔脉象，一般将腹胀分为虚实两大类进行辨证论治。其辨证治疗要点，一是立足脾胃调理气机，使肝疏条达，脾胃升降有序，则腹胀乃除。二是分清寒热虚实，分而治之。实者，下之则胀已；虚者，补之以通运而胀消；热者，寒之而热结去则胀除；寒者，温之以行则胀平；寒热并存者，则寒热并调而解。

一、实证

（一）肝气乘脾

【主证】脘腹胀满，牵引两胁，嗳气纳呆，肠鸣矢气，大便溏滞。舌苔薄白，脉弦。

【病机】七情内伤，肝失调达，木横侮土，脾失健运，气机郁滞。

【治法】疏肝健脾，条达气机。

【方药】四逆散合六君子汤。柴胡 9 g，白芍 18 g，枳实 12 g，党参 15 g，半夏 9 g，陈皮 15 g，茯苓 12 g，炒白术 24 g，炙甘草 6 g。

本方由四逆散加六君子汤构成。以柴胡疏肝解郁，佐以枳实理气解郁，与白芍相配，和血柔肝，使气血调和。党参补气健脾，白术健脾益气，半夏降逆和胃，陈皮调理气机，茯苓健脾和胃，炙甘草调和诸药。

（二）寒湿困脾

【主证】脘腹胀满，食少便溏，泛恶欲吐，头目眩晕，口淡不渴，身重困倦，面色晦黄。舌淡胖，苔白腻，脉濡缓。

【病机】寒湿中阻，中阳被困，气机郁滞，运化失司。

【治法】芳香醒脾，运脾渗湿。

【方药】生姜泻心汤加减。生姜 20 g，干姜 8 g，黄芩 12 g，黄连 8 g，半夏 12 g，茯苓 30 g，炙甘草 10 g。

本方由生姜泻心汤去人参、大枣，加茯苓组成。生姜温胃散痞，与半夏相配，降逆和胃之力加强，干姜、半夏与黄芩、黄连并用，辛开苦降，散结消痞，炙甘草健脾益胃，调和诸药。

（三）湿热蕴脾

【主证】腹胀满闷，纳呆呕恶，便溏尿黄，肢体困重，胁痛烦热；或见面目肌肤发黄，色泽鲜明，身热起伏，汗出不解。舌红，苔黄腻，脉濡数。

【病机】湿热中阻，脾运失职，升降失常，湿热郁蒸，熏蒸肝胆。

【治法】清化湿热，运脾理气。

【方药】四逆散合茵陈蒿汤加减。柴胡9g，枳实9g，半夏9g，陈皮9g，茵陈15g，栀子12g，大黄6g，茯苓12g，泽泻12g。

本方由四逆散合茵陈蒿汤去芍药、甘草，加陈皮、半夏、茯苓、泽泻组成。柴胡疏肝解郁，枳实破气消滞，一升一降，调畅气机，疏肝和胃，茵陈、大黄、栀子清热利湿、利胆退黄，陈皮、半夏理气健脾、燥湿化痰，茯苓、泽泻化饮降逆。

呕逆明显者，加橘皮、竹茹构成；湿热身黄明显者，加金钱草、郁金；兼见血瘀者，加赤芍、丹参。

（四）食滞于胃

【主证】脘腹胀满，厌食嗳腐，恶心呕吐，吐后胀减，大便秘结或秽臭。舌苔垢，脉滑。

【病机】食滞中焦，气机不利，浊气上逆，传导失司。

【治法】消食化滞，和胃降逆。

【方药】保和丸加减。茯苓9g，半夏9g，陈皮9g，连翘9g，莱菔子12g，枳实9g，神曲12g，山楂12g。

本方由保和丸去麦芽加枳实组成。山楂消饮食积滞，神曲健脾消滞，莱菔子下气消食，半夏、陈皮行气调畅气机，和胃止呕。枳实破气消积，化痰散痞，饮食积滞易生湿热，茯苓祛湿，连翘清热，诸药合用，达到消食和胃的作用。

（五）肠腑壅滞

【主证】脐腹胀满引痛，日晡潮热，腹胀中转矢气，大便秘结。苔黄干燥，脉沉迟。或为咳喘气粗，胸腹满闷，腹胀烦热，口苦便干。舌苔黄，脉滑数。

【病机】邪热传里，肠热腑实，阻塞气机。

【治法】清热理气，通腑泻下。

【方药】大承气汤。大黄9g，厚朴9g，枳实9g，芒硝9g。

本方为大承气汤，大黄通腑泻下，芒硝软坚润燥，厚朴宽肠下气，枳实调畅气机。

腹胀伴肺热咳喘，加黄芩、杏仁；痰热壅盛，加全瓜蒌、黄连、半夏；兼食积壅滞，加槟榔、山楂、神曲。

二、虚证

（一）脾胃虚弱

【主证】腹胀脘闷，朝宽暮急，得温则舒，口淡纳呆，气短乏力，大便稀溏。舌淡苔白，脉细弱。

【病机】脾胃虚弱，气虚不运，反滞于中，纳化迟钝。

【治法】健脾益气为主，佐以行气宽中。

【方药】厚朴生姜半夏甘草人参汤加味。厚朴40g，生姜40g，法半夏20g，炙甘草10g，人参10g，炒白术15g，枳实10g。

本方由厚朴生姜半夏甘草人参汤加白术、枳实组成。方中重用厚朴下气除满，半夏、生姜化痰开结，少量炙甘草、人参健脾益气，佐以白术、枳实更助健脾燥湿、行气除满之功。

（二）中气下陷

【主证】腹胀终日不消，且感脘腹坠胀，纳呆乏力，食后愈胀，头目眩晕，形体瘦弱，语声低微。舌淡苔薄，脉弱无力。

【病机】脾虚不运，升举无力，清阳不升。

【治法】运脾升清，补中益气。

【方药】补中益气汤。黄芪 15 g，党参 12 g，白术 12 g，当归 9 g，陈皮 6 g，升麻 4.5 g，柴胡 4.5 g，炙甘草 4.5 g。

黄芪补中益气，升阳固表，党参、白术、炙甘草补气健脾，当归养血和营，陈皮理气和胃，升麻、柴胡升阳举陷。

兼气滞夹湿者，加厚朴、香附；腹胀食滞者，加鸡内金、生麦芽。

（三）脾虚肠寒

【主证】脐腹冷胀，矢气频转，得温则舒，得热胀缓，形寒怕冷，四肢欠温，大便稀薄。舌淡苔白润，脉细迟。

【病机】脾虚失运，肠寒气滞。

【治法】温运脾阳，行气健脾。

【方药】半夏泻心汤。法半夏 15 g，黄连 5 g，黄芩 15 g，干姜 15 g，人参 15 g，炙甘草 15 g，大枣 12 枚。

该方用苦寒之黄连、黄芩，辛温之干姜、半夏，甘温之人参、炙甘草、大枣，共奏辛开苦降、恢复胃气和降之功，则痞满可除。腹部胀气加厚朴、枳实各 10 g，消胀除满效果明显。

（四）大肠津亏

【主证】形体羸瘦，虚烦内热，口干腹胀，便秘难解。舌红少苔，脉细弱。

【病机】素体阴虚，大肠津亏，燥屎内结。

【治法】滋阴清热，润肠通下。

【方药】麻子仁丸加味。麻子仁30g，杏仁9g，枳实9g，大黄6g，当归12g，麦冬12g，白芍12g，厚朴9g。

本方由麻子仁丸方加当归、麦冬组成。麻子仁润肠通便，杏仁上肃肺气，下润大肠，白芍养血敛阴，缓急止痛，大黄、枳实、厚朴轻下热结。当归、麦冬滋阴养血。

若阴虚津亏长期便秘，亦可常服成药麻子仁丸。

【验方】

1. 枳实、白术、莱菔子、大枣各等分。研细冲服，每次10g，每日3次。用于脾胃虚弱，运化不良，饮食停滞，脘腹胀满。

2. 青皮、大腹皮各等分，研细为末，每服10g。用于气结腹胀。

3. 山楂、神曲、陈皮、大枣各等分，取适量泡水代茶饮。用于饮食停滞，消化不良而致的脘腹胀满。

4. 黄芩、半夏、干姜、黄连、枳实、厚朴、丹参、蒲公英、连翘、泽泻，制成蜜丸，每丸9g，早晚各1丸。用于寒热互结，痞满腹胀。对慢性胃炎、十二指肠球部溃疡、慢性结肠炎腹胀属寒热互见者，均有良效。

5. 胡椒、桂心、生姜、陈皮各10g，水煎服。用于虚寒腹胀。

【其他疗法】

1. 针刺　内关、中脘、足三里。健中和胃除胀。

2. 艾灸　中脘、足三里、神阙。温中行气除胀。

3. 外用烫熨法　取麸皮30g，生姜45g，炒热后用布包裹，揉熨脘腹。治脾胃虚弱，脏寒腹胀。

4. 暖脐膏　由沉香、小茴香、乳香、肉桂、麝香等组成，每次1张，微火化开贴脐腹部。温中散寒，暖腹除胀。

5. 按摩脘腹　两手搓热，然后相叠，用掌心在脐周右上左下地按摩，分小圈、中圈、大圈，各按摩12次。能调节胃肠功能，减轻腹胀；助气运化，消滞除胀。

6. 按摩足三里　全身放松，右手拇指按摩右侧足三里49次，然后左手拇指按摩左侧足三里49次。健脾益胃，理气止痛，消除腹胀。

7. 导引法　选用大黄等药物，浓煎后取汁灌肠。有荡涤肠腑、泄下降浊之功，用于实证胀急。

【概述】

腹痛是指以胃脘以下、耻骨毛际以上部位发生疼痛为主要表现的病证。肝、胆、脾、肾、大肠、小肠均居于此部位，也是手足三阴、足少阳、足阳明经和冲、任、带脉循行之处，凡此诸多脏器和经脉，感受外邪，饮食积滞，劳倦内伤均可引起气血运行受阻而导致腹痛。

腹痛一证首见于《黄帝内经》，包括"脐腹痛""小腹痛"和"少腹痛"。《素问·举痛论》言："寒气客于肠胃之间，膜原之下，血不得散，小络急引故痛。"《金匮要略·腹满寒疝宿食病脉证治》提出："腹中寒气，雷鸣切痛，胸胁逆满，呕吐，附子粳米汤主之。"根据部位和疼痛性质不同也称为"少腹急结""少腹里急"和"少腹弦急"。

【现代医学认识及治疗】

腹痛相当于西医学的肠易激综合征、消化不良、胃肠痉挛、不完全性肠梗阻、肠粘连、肠系膜和腹膜病变、急慢性胰腺炎、肠道寄生虫等，是一个疾病，也可以作为一个症状见于许多内科杂病之中。

腹痛的病因常涉及内科、外科、妇产科、儿科的疾病，这就要求在腹痛的治疗中，及时查明病因，准确治疗。具体治疗依据病因不同而有所不同，如胃、十二指肠溃疡应选择抑制胃酸的药物、保护胃黏膜药物和根除幽门螺杆菌等。对于消化道出血腹痛患者，治疗主要包括禁食、抑酸、补液支持及止血等。异位妊娠患者出现剧烈下腹痛，并且疼痛持续不缓解，其主要治疗方法有手术、甲氨蝶呤等。小儿突然出现下腹部钻顶样疼痛，可能为胆道蛔虫病，应立即禁食，饮用少量热水，使肠内蛔虫稳定，减轻腹痛。

【经方辨治】

一、寒痛

【主证】腹痛较剧，遇冷痛甚，得温痛减，口淡不渴，形寒肢冷，兼见小便清利，大便秘结或泻下清水。舌质淡白，苔白薄，脉弦紧。

【病机】脾胃气虚，寒客于胃。

【治法】温补中焦，缓急止痛。

【方药】桂枝加芍药汤加减。桂枝15g，白芍30g，干姜10g，大枣20g，甘草10g。

本方由桂枝加芍药汤去生姜加干姜组成。方中芍药重用，破血痹，通脾络，止腹痛。桂枝温阳通络，干姜温阳散寒，大枣甘草和中缓急。

疲倦乏力者，加黄芪60g、党参30g；食欲下降、不思饮食者，加紫苏叶15g；嘈杂易饥早饱者，大枣加量为30g；腹胀甚者，加枳壳30~50g，厚朴15g，槟榔15g；腹中冷痛者，加川椒8g，吴茱萸10g。

二、热痛

【主证】腹痛拒按，烦渴引饮，大便秘结，或溏滞不爽，潮热汗出，小便短黄。舌质红，苔黄燥或黄腻，脉滑数。

【病机】热结中焦，腑气不通，气机痞塞。

【治法】清热通腑，导滞止痛。

【方药】大承气汤。大黄 10 g，芒硝（冲服）6 g，枳实 15 g，厚朴 10 g。

方中大黄泻热荡实，推陈致新；芒硝涤热软坚润燥。枳实、厚朴行气破滞开结。

若口渴引饮者，可加生石膏、天花粉、黄连，生津清热止渴；若湿重于热者，可加大厚朴用量或加藿香少许利湿化浊；若属火郁腹痛者，可用二陈汤加栀子、白芍、黄连散郁降火；伤暑腹痛者，可用香薷饮加生姜、木瓜清暑化湿止痛。

三、虚痛

【主证】腹痛绵绵，时作时止，喜热恶寒，喜按，按之则痛减。兼见面色无华，神疲气短，小便清长，大便稀薄。舌质淡白，苔白薄，脉沉细无力。

【病机】脾胃虚弱，运化失司，络脉失荣。

【治法】温中补虚，缓急止痛。

【方药】小建中汤。白芍 20 g，桂枝 12 g，炙甘草 10 g，生姜 6 g，大枣 12 g，饴糖 25 g。

方中饴糖建补中焦，调补脾胃。合桂枝温中补虚；倍用芍药益阴养血，调和脾络；桂枝、生姜温阳散寒；大枣、甘草补中益气。

偏于气虚者，加黄芪，加强健脾益气作用；偏于血虚者，加当归和血止痛；不思饮食者，加神曲、麦芽、石菖蒲健脾益胃消食；大便清薄者，加茯苓、芡实、山药健脾止泻；恶寒肢冷者，加附子温中散寒止痛。

四、气滞痛

【主证】脘腹胀闷疼痛、拒按、走窜攻冲，痛无定处，得矢气则疼痛减轻。兼见痛引两胁，痛及少腹，遇恼怒则疼痛加重。舌质淡红，苔薄白，脉弦或涩。

【病机】情志不调，肝气郁滞，气机逆乱。

【治法】疏肝解郁，理气止痛。

【方药】四逆散加味。柴胡6g，枳实15g，白芍15g，炙甘草10g，川芎6g，香附12g。

本方由四逆散加川芎、香附组成。方中四逆散疏肝理气，川芎、香附增加行气理血止痛之功。

兼有食滞者，加鸡内金消食导滞；兼有阴虚者，加麦冬、生地黄滋阴润燥；肝气郁滞、气郁化火引起的胸腹胀满疼痛者，也可用金铃子散；肠胃积滞、肠腹疼痛明显者，亦可用五磨饮子降气散结，调中止痛。

五、瘀血痛

【主证】腹痛较剧，或状如针刺刀割，痛处固定不移，触痛拒按，腹痛经久不愈，兼见大便色黑，肌肤甲错，腹部积块，下肢畏寒，五更泄泻。舌质紫暗或有瘀斑，舌中及舌根部苔白厚腻，脉沉细或涩。

【病机】寒湿瘀血阻滞。

【治法】温化寒湿，活血化瘀。

【方药】薏苡附子败酱散合桂枝茯苓丸。薏苡仁30g，淡附片10g，败酱草15g，桂枝15g，茯苓20g，牡丹皮10g，炒桃仁9g，白芍15g。

方中薏苡仁排脓消肿；附子振奋阳气，辛热散结；败酱草解毒排脓；桂枝茯苓丸方活血祛瘀。

若腹痛兼气滞明显者，加香附、柴胡行气解郁；腹痛有热象者，加牡丹皮凉血益阴；若少腹胀满刺痛、大便色黑者，用桃仁承气汤活血化瘀，通腑泄热；兼气虚神疲乏力者，加黄芪、党参益气行瘀。

六、食积痛

【主证】脘腹胀满疼痛，厌食泛呕，嗳腐吞酸，痛而欲便、便后痛减，兼见腹痛拒按，大便酸臭，大便秘结或便下稀软，完谷不化。舌质淡白或红，苔薄白或黄腻，脉滑有力。

【病机】暴饮暴食，气食相凝，运化受阻。

【治法】消食导滞，和胃止痛。

【方药】保和丸。山楂15 g，神曲15 g，半夏10 g，茯苓15 g，陈皮10 g，连翘15 g，炒莱菔子15 g。

方中山楂消肉食油腻，神曲消食健脾，莱菔子下气消食，半夏、陈皮行气化滞，茯苓健脾利湿、和中止泻，连翘清热散结。

若兼大便干燥者，可加大黄通便除积；腹满明显者，可加枳壳行气宽中；若胸膈痞满、腹胀痛甚、嗳腐吞酸、大便秘结、小便黄赤者，可用枳实导滞丸。

【验方】

1.鲜姜15 g，红糖50 g，艾叶5 g，香附10 g，肉桂3 g，水煎内服。主治虚寒腹痛。

2.胡椒5 g，桂心10 g，小茴香9 g，乌药6 g，水煎内服。主治寒性腹痛。

3.番泻叶10 g，水浸泡后内服。主治肠道热结的腹痛便秘。

4.官桂10 g，莱菔子15 g，水煎内服。适用于气滞腹痛。

5.蒲黄15 g，五灵脂15 g，香附15 g，水煎内服。主治瘀血性腹痛。

6.蒲黄9g,五灵脂9g,研细末,醋水各半,煮透连渣服之。功能活血祛瘀,适用于瘀血停滞之腹痛。

7.红藤30g,好酒两碗煎成一碗,午前服,午后用紫花地丁30g煎服,服后痛渐止为效。治少腹痛(肠痛)。

【其他治法】

1.外治法

(1)食盐50g,炒热用纱布包好,敷于脐部。主治寒性腹痛。

(2)胡椒粉10g,敷于脐上,胶布敷盖,24小时后取下,更新再敷。治虚寒性腹痛。

(3)硫黄、吴茱萸各6g,大蒜适量,捣和,涂敷脐中。适用于寒性腹痛。

(4)芒硝30~90g,打碎,布包敷于痛处或脐部。适用于因食滞湿热引起的腹痛。

2.针灸

(1)寒痛、虚痛:取天枢、气海、足三里、内庭,用补法。可温中散寒止痛;寒邪内积者加神阙、公孙,或艾灸上穴,有同样作用。

(2)热痛:取天枢、气海、承山、足三里,用泻法。湿热壅滞者加阴陵泉、内庭,可清热通便止痛。

(3)气滞血淤痛:取期门、中脘、气海、足三里、膻中、血海、肝俞、胆俞,用泻法。可理气活血止痛。

(4)食积痛:取中脘、足三里、脾俞、胃俞、肾俞、大肠俞,用泻法。可健胃肠,消食止痛。

3.耳针

(1)取胃、脾、肝、大肠、交感、神门,每次3~5穴,实性腹痛每次留针20分钟,每日2次;虚性腹痛每次留针20

分钟，每日 1 次，10 次为 1 个疗程。

（2）选胃、小肠、大肠、肝、脾、交感、神门、皮质下，毫针刺，每次选 2~4 穴，疼痛时用中强刺激捻转，亦可用锨针或王不留行按压。

附：肠痈

【概述】

肠痈是指因热毒内聚，痈脓发生于肠内，而引起以少腹肿痞、拘急疼痛，恶心呕吐，发热恶寒为特征的疾病。临床较为常见，可发生于任何年龄，尤以青壮年为多见，男性多于女性。

本病名首见于《黄帝内经》，历代医家多有阐述，但对肠痈病名的认识基本一致。虽然前人曾有因痈脓发生部位位置不同而有"大肠痈""小肠痈"者，但绝大多数中医典籍沿用"肠痈"这一病名，目前临床不再分为大、小肠痈。

【现代医学认识及治疗】

西医学中的急慢性阑尾炎、阑尾脓肿、腹腔脓疡等疾病，均可按肠痈辨证论治。

现代治疗原则上强调以手术治疗为主，早期的外科手术治疗，既安全又可防止复发和预防并发症的发生。

【经方辨治】

肠痈临床有缓急之分。痛势绵绵，弓背屈腰，病程较长者为肠道气血壅塞，尚未成脓；痛势急迫，腹皮绷急，发热、恶寒，甚则恶心呕吐者为壅热内炽，肉腐成脓。治疗首应辨清脓成与否，或痈脓是否已溃破等不同情况，进行适当的治疗。同时还要根据每个患者的体质、证情表现的寒热虚实等，分别制订不同的措施。根据历代文献及近代研究，肠痈可按气血瘀滞、

腹
痛

瘀滞化热、热毒炽盛三型辨证论治。

一、气血瘀滞

【主证】腹痛阵作，按之加剧，胸腹胀闷，恶心呕吐，痛点固定在右下腹，有轻度反跳痛，或有局限性肿块，大便正常或秘结，稍有发热及恶寒。舌质正常，舌苔薄白，或薄黄，脉弦紧。

【病机】气机痞塞，郁久化热。

【治法】通里攻下，泄热祛瘀。

【方药】大黄牡丹汤（《金匮要略》）加减。大黄 10 g，桃仁 6 g，冬瓜仁 12 g，牡丹皮 10 g，赤芍 12 g，红藤 15 g，蒲公英 12 g，陈皮 10 g，紫花地丁 10 g。

本方由大黄牡丹汤去芒硝，加赤芍、红藤、蒲公英、陈皮、紫花地丁组成。方中大黄牡丹汤泻热通腑，化瘀排脓，消肿散结。赤芍凉血散瘀；蒲公英、紫花地丁清热解毒，陈皮和中。

气滞较重、胸腹胀闷甚者，加枳实；便秘者加芒硝；血瘀重者用红藤。

二、瘀滞化热

【主证】腹痛剧烈，腹皮绷急，拒按，右少腹处可扪及肿块，壮热、自汗，大便秘结，小便短赤。舌质红，舌苔黄糙，脉弦数。

【病机】内蕴郁热，腐肉酿脓。

【治法】通里攻下，清热解毒，佐以活血化瘀。

【方药】仙方活命饮（《校注妇人良方》）合大黄牡丹汤（《金匮要略》）。金银花 30 g，防己 6 g，当归 10 g，陈皮 10 g，甘草 6 g，赤芍 10 g，贝母 10 g，天花粉 10 g，乳香 6 g，没药 6 g，穿山甲 12 g，皂角刺 10 g，大黄 10 g，桃仁 6 g，冬瓜仁 15 g，牡丹皮 10 g。

方中仙方活命饮清热解毒，消肿溃坚，活血止痛。大黄牡丹汤泻热通腑，化瘀排脓，消肿散结。

湿热内壅者，加藿香、佩兰、薏苡仁；热重者，可酌加蒲公英、紫花地丁；大便秘结、脘腹胀满甚者，重用大黄。

三、热毒炽盛

【主证】右下腹疼痛剧烈或弥漫至全腹部，腹皮绷急，手不可近，心下满硬，矢气不通，壮热，口干唇燥，小便赤涩。舌质红绛，舌苔黄糙或黄腻，脉洪数。

【病机】热毒炽盛，化燥伤阴。

【治法】清热解毒，理气祛瘀。

【方药】黄连解毒汤（《外台秘要》）加减。黄连 10 g，黄柏 10 g，生大黄 10 g，栀子 12 g，牡丹皮 15 g，赤芍 12 g，当归 10 g，牛膝 10 g，蒲公英 30 g，厚朴 12 g。

本方由黄连解毒汤去黄芩，加生大黄、栀子、牡丹皮、赤芍、当归、牛膝、蒲公英、厚朴组成。方中黄连解毒汤泻火解毒，大黄、栀子加强清热凉血泄热之功，牡丹皮、赤芍、当归凉血散血，蒲公英清热解毒，牛膝引热下行，厚朴和中去湿。

热毒伤阴者，加鲜生地黄、玄参、天花粉；热毒伤阴损阳者，加炮姜、焦白术，生大黄改制大黄。

【验方】

1. 白花蛇舌草 100 g，水煎服，每日 2 次。

2. 鸡蛋 1 枚，倾入碗内搅匀，入芒硝 6 g 蒸制，好酒送服。肠痈初起 1~2 天，照服 1 方，即行消散，如热毒势旺者，可服 3 次。

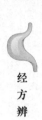

【其他疗法】

1. 外治法

（1）芙蓉叶、大黄各300 g，黄连、黄芩、黄柏、泽兰叶各240 g，冰片9 g。共研细末，用醋或水调成糊状，敷于患部，保持湿润。

（2）如意金黄散用酒，醋或麻油调敷，每日1次。

（3）大蒜60 g，芒硝30 g，大黄30 g。先将大蒜、芒硝放在一起，捣烂如泥状，敷腹部最痛处，2小时后去药，再将已研粉的大黄用醋调成糊状，敷6~8小时。必要时隔数小时后重复使用。一般在敷药半小时至1小时后，患者感到局部灼热疼痛，腹中气体窜动，继有频频矢气。

2. 针灸疗法

（1）针刺双侧足三里穴、双侧阑尾穴，强刺激，每次留针20分钟，每日3~4次，一般连用3天。

（2）耳针：取穴阑尾、交感、神门。

3. 灌肠　采用通里攻下、清热解毒等中草药煎剂200 mL作保留灌肠，能使药液到达下段肠腔，加速吸收，并有促进肠蠕动、清热排毒等作用。

泄 泻

【概述】

泄泻指以大便次数增多，粪质清稀或如水样为临床特征的病证。泄泻多因外邪、脏腑功能失调所致，但临床以湿盛和脾胃功能失调多见。"泄"，指泄漏，大便溏薄；"泻"，指大便急迫，粪水直下。

泄泻的病因主要为感受外邪，饮食所伤，情志不调，禀赋不足及年老体弱、大病久病之后脏腑虚弱。泄泻的基本病机为脾虚湿盛，脾失健运，水湿不化，肠道清浊不分，传化失司。同时与肝、肾也有相关。

【现代医学认识及治疗】

泄泻为临床常见病证，也可见于多种疾病过程中，现代医学中的急性肠炎、慢性结肠炎、肠结核、小肠吸收不良、肠功能紊乱等病均属于中医"泄泻"范畴。

现代医学中，根据病程可分为：急性腹泻、慢性腹泻；根据病因可分：感染性腹泻、功能性腹泻、药物性腹泻、基础疾病腹泻和中毒性腹泻；根据病理生理机制分为：渗透性腹泻、分泌性腹泻、渗出性腹泻、吸收障碍性腹泻和动力异常性腹泻。

现代医学治疗一般从两个方面入手，首先是病因治疗：感染性腹泻需针对病原体进行治疗；过敏或药物相关性腹泻应避

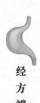

免解除过敏原和停用有关药物；高渗性腹泻应停止服用高渗的药物和饮食等。其次是对症治疗：纠正腹泻引起的水、电解质紊乱和酸碱平衡失调；对严重营养不良者，应给予肠内或肠外营养支持治疗；在针对病因治疗的同时，酌情使用止泻药。

【经方辨治】

泄泻有暴久之分。急性泄泻多见于因感受寒湿、湿热及伤食所致，多为邪实之证，正气未虚，其发病虽急，但常于数日内即可控制。慢性泄泻多见于脾胃虚弱、脾肾阳虚或肝脾不调，寒热错杂，多为正虚邪实之证，其病程长而难以速愈。急性泄泻与慢性泄泻又可相互转化，急性泄泻如因失治、误治，以致损伤脾胃，迁延不愈，转化为慢性泄泻；慢性泄泻如调养失宜，或复感外邪，又可急性发作，故当随证施治。不可过拘于暴久之分。

一、急性泄泻

（一）寒湿伤脾

【主证】泄泻清稀，或如水样，腹痛肠鸣，脘闷食少，或伴发热恶寒，头痛身痛，体倦身困，小便短少。舌淡红，苔白腻，脉濡。

【病机】寒湿困脾，脾失健运，气机受阻。

【治法】散寒化湿，健脾止泻。

【方药】柴胡桂枝干姜汤加减。柴胡 12 g，桂枝 10 g，干姜 12 g，黄芩 3 g，补骨脂 12 g，肉豆蔻 12 g，茯苓 15 g，赤石脂 15 g。

本方由柴胡桂枝干姜汤去天花粉、牡蛎、甘草，加肉豆蔻、补骨脂、赤石脂、茯苓组成。柴胡透邪外散，疏泄气机，柴胡升散得黄芩降泄，则无升阳截阴之弊，桂枝通阳化气，干姜散寒化湿，肉豆蔻温中散寒、赤石脂涩肠止泻，茯苓利水渗湿止泻。

如气虚加党参、黄芪。湿热较重时可适当加大黄芩用量，必要时加用黄连。如气郁可加香附、木香、川芎。

（二）湿热下注

【主证】腹痛即泻，大便急迫，热急如水注，大便臭秽，肛门有灼热感，烦热口渴，小便短赤。舌红，舌苔黄腻，脉滑数。

【病机】湿热内盛，下迫大肠。

【治法】清热利湿，厚肠止泻。

【方药】葛根芩连汤加味。葛根10 g，黄芩10 g，黄连10 g，滑石（包煎）20 g，茯苓10 g，炙甘草10 g。

本方由葛根芩连汤加滑石、茯苓组成。葛根升清阳，止泻利，黄芩、黄连清里热，滑石、茯苓利水渗湿，甘草调和诸药。

恶心呕吐，加枳壳、竹茹以调和胃气；腹部胀痛，加木香、白芍以理气缓急；发热汗出，酌加金银花、蒲公英、地锦草、马齿苋之类以清热解毒；舌苔黄厚腻、泻下垢浊、口臭，加枳实、大黄泄浊除秽；嗳腐食臭，可于方中加麦芽、焦山楂、槟榔以消食导滞；夏月伤于暑湿，可加香薷、佩兰、扁豆衣、荷叶以清暑化湿。

（三）食积滞中

【主证】泻下臭秽黏腻，夹杂有不消化食物残渣，腹部胀痛拒按，泻后痛减，嗳腐食臭，不思饮食。舌苔厚腻，脉滑数。

【病机】食滞胃肠，传化失常，升降失调。

【治法】消食导滞，调和脾胃。

【方药】理中汤加味。党参10 g，白术10 g，炮干姜6 g，炙甘草6 g，甘松5 g，鸡内金9 g，焦三仙30 g。

本方由理中汤加甘松、鸡内金、焦三仙组成。方中干姜温

泄
泻

运脾阳，党参补气健脾；白术健脾燥湿，以促脾阳健运；炙甘草调和诸药，补脾和中；甘松醒脾开胃；鸡内金健胃消食；焦三仙消食导滞。

二、慢性泄泻

（一）脾虚湿盛

【主证】大便溏薄，每因饮食不慎而发作，身重体倦，腹胀肠鸣，少食纳呆。舌淡红，苔白腻，脉沉。

【病机】脾虚湿阻，运化无权。

【治法】健脾益气，运中止泻。

【方药】参苓白术散。人参5g，白术15g，茯苓12g，甘草9g，砂仁6g，陈皮9g，桔梗6g，扁豆12g，怀山药15g，莲子12g，薏苡仁9g。

方中人参、白术、茯苓、甘草健脾益气；砂仁、陈皮、桔梗、扁豆、怀山药、莲子、薏苡仁理气健脾化湿，是治疗脾虚泄泻的常用方。

若脾阳虚衰，阴寒内盛而见粪质清稀如水，四肢不温，腹中冷痛等症，宜附子理中丸加吴茱萸、肉桂以温中散寒。若久泄不愈，中气下陷，兼有脱肛者，可与补气益中汤，并重用黄芪、党参、升麻、柴胡以益气升清，健脾止泻。

（二）肝脾失调

【主证】平素胸胁满闷，郁郁寡欢，常因情绪变动而致泻，腹痛即泻，泻后仍有腹痛，伴肠鸣矢气，嗳气纳差。舌淡红，苔薄白，脉弦。

【病机】肝失条达，横逆犯脾，脾运失健。

【治法】抑肝扶脾，缓急止泻。

【方药】芍药甘草汤加味。白芍30 g，甘草15 g，枳壳10 g，木香6 g，党参10 g，白术10 g，厚朴10 g，乌梅15 g，干姜6 g，陈皮10 g，防风10 g。

本方由芍药甘草汤加枳壳、木香、党参、白术、厚朴、乌梅、干姜、陈皮、防风组成。白芍缓急柔肝止痛，甘草能补脾益气，缓急止痛，两者合用，治疗肝气乘脾，气滞不通，肠胃挛急作痛；枳壳、木香行气宽中除胀止痛，乌梅涩肠止泻；厚朴苦燥辛散，长于行气燥湿，党参补中益气，白术补气健脾燥湿，干姜温中健脾，陈皮理气醒脾，防风升清止泻。

（三）脾肾阳虚

【主证】泄泻日久不愈，黎明即泻，大便清稀，或完谷不化，腹痛肠鸣，腹部发凉，喜暖喜按，畏寒肢冷，腰膝酸困。舌胖淡，苔白，脉沉细。

【病机】脾肾俱虚，火不煨土。

【治法】温补脾肾，固肠止泻。

【方药】理中汤加味。干姜10 g，党参15 g，炒白术15 g，甘草6 g，制附子10 g，砂仁10 g，茯苓30 g。

本方由理中汤加制附子、砂仁、茯苓组成。方中干姜温脾阳，祛寒邪，扶阳抑阴；人参补气健脾；白术健脾燥湿；附子温肾散寒，砂仁、茯苓健脾和中。甘草合人参、白术以助益气健脾，同时也可缓急止痛，调和药性。

【验方】

1. 车前草30 g，马齿苋30 g，蒲公英30 g，水煎服。主治发热恶寒、腹痛泄泻者。

2. 车前子（炒）研末，每次6 g，每日3次。主治水泻如注者。

3. 山楂30 g，生焦各半，水煎服。适用于伤食泄。

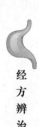
4. 生姜、陈茶叶各 10 g，水煎服。主治湿热泄。

5. 槟榔适量，烧炭存性为末，开水冲服，每日 1~2 次，每次 5 g。适用于湿热兼有积滞者。

6. 胡椒 3 g，生姜 6 g，红糖 6 g，水煎服。适用于寒湿泄。

7. 丁香 2 g，草果 4 g，白面粉 250 g，红（白）糖 200 g。将丁香、草果炒焦黑存性并研细末，炒麦面至焦黄，加入糖乘热在锅内将药、面，糖拌匀，装瓶备用。成人每次 6~9 g，小儿 3~6 g，每日 3~4 次，调水成糊状后服用。适用于寒湿泄泻。

8. 猪肾 1 个，剖开，掺入骨碎补末 6 g，湿纸包裹后煨熟食之。适用于肾泻。

9. 炒椿树根皮、绿豆、胡椒、明矾各 9 g，共为细末，生山药 30 g 煮糊，加薏苡仁为丸，如梧桐子大，每次 3 g，每日 2 次。适用于脾肾阳衰虚寒泄泻。

10. 制硫黄装入胶囊，每次 1.5 g，每日 2 次。适用于脾肾阳虚之久泄。

11. 莲子、山药、薏苡仁、芡实各 500 g，炒研末，不拘时服。主治脾胃虚弱之久泄。

【其他治法】

1. 鲜柞树嫩皮 250 g（干品 100 g），加水 200 mL，煮沸 30 分钟，待药液至 40℃左右时浸泡患者足踝关节以下部位，每次 30 分钟，每日 1~2 次。适用于急性泄泻。

2. 车前子末 10 g，水调敷腹部。主治水泻。

3. 胡椒粉填满肚脐，纱布敷盖，隔日更换 1 次。主治寒湿泄泻。

4. 木鳖子 5 个，丁香 5 粒，麝香 0.3 g，共为细末，米汤调作膏状，纳脐中，外以小膏药敷贴。主治水泻不止。

5. 五倍子 6 g，研末，醋调为糊状，摊于纱布上，盖在脐上，如泻止，则去上药。适用于久泄不止。

6. 大蒜捣烂敷足心或脐中。适用于寒泻。

7. 按摩疗法。每晚睡前和饭后，按摩腹部，顺时针和逆时针方向各揉 20~30 次，同时按摩脾俞、胃俞、神阙、天枢、足三里穴，宜长期坚持，有增强消化功能，预防及治疗泄泻的作用。

便 秘

【概述】

便秘是指以排便次数减少和排便困难为主的病症。临证可见大便排出困难，粪质干燥坚硬，秘结不通，艰涩不畅，排便次数减少或排便周期延长，或虽有便意而排便无力、粪便不干亦难排出。便秘是临床常见病与多发病，可发生于各种急、慢性疾病的过程中。

本证多因饮食不节、情志失调、年老体虚、感受外邪等因素导致大肠传导失司。其病机可大致归纳为：热盛伤津、气机郁滞、气血虚衰、阴寒凝结。本病病位在于大肠，与肝、脾、肺、肾等脏腑的功能失调有关，病理性质有寒热虚实之异，且可相互转化、兼夹。

【现代医学认识及治疗】

现代医学认为便秘是一类常见的胃肠道疾病，其临床症状主要表现为排便困难，排便不完全或伴有阻塞感，每周自发排便次数少于 3 次，粪便干硬等，可伴有下腹胀痛、食欲减退、肛门疼痛、肛裂、便血等局部症状或疲乏无力、头晕、烦躁、失眠、焦虑等全身症状。研究表明，长时间的便秘会破坏肠黏膜屏障，致使肠黏膜通透性提升，有害物质更易通过受损后的屏障，从而引发多种疾病。

现代医学治疗一般以缓解症状、恢复正常的肠道动力和排便功能为目的。便秘一般无需治疗，通过改善生活方式，相关症状会逐渐消失。生活方式调整主要包括膳食结构的调整、正确排便习惯的建立和精神心理状态的调整。严重时可通过药物干预达到促进排便的目的，药物治疗包括泻药、促动力药、促分泌药、灌肠药、栓剂等。当以上方式都无效，且症状没有缓解，严重影响患者生活质量时，可选择手术治疗。

【经方辨治】

便秘之治，关键在于辨清虚实。《医学心悟·大便不通》说："阳明胃实，燥渴谵语，不大便者，实闭也……若老弱人精血不足，新产妇人气血干枯，以致肠胃不润，此虚闭也。"临诊时，可从年龄、体质、病因、病程、便秘特点上加以辨别。一般来说，年轻气盛者，平素又嗜食辛辣厚味，多为实证、热证；高年体弱者，或久病新产，多为虚证、寒证。从症状特点而言，便秘兼小便短赤、面红身热，口干口臭或嗳气频作，胁腹痞满，甚则胀痛，多为实证、热证；若兼汗出短气，面色㿠白，头晕目眩，心悸，神疲乏力，小便清长，四肢不温，多为虚证、寒证。

通过临床总结，分类经方辨治如下。

一、实秘

（一）热秘

【主证】大便干结，腹胀腹痛，口干口臭，面红心烦，或有身热，小便短赤。舌红，苔黄燥，脉滑数。

【病机】胃肠热炽，津液不足。

【治法】泄热导滞，润肠通便。

【方药】麻子仁丸（《伤寒论》）。麻子仁 20 g，芍药 13 g，炒枳实 13 g，大黄 6 g，厚朴 3 g，杏仁 10 g。

本方有润肠泄热行气通便的作用，适用于肠胃燥热、津液不足之便秘。大黄、枳实、厚朴通腑泄热，麻子仁、杏仁、白蜜润肠通便，芍药养阴和营。

伴咳喘者，可加瓜蒌仁、紫苏子、黄芩等清肺降气以通便；伴痔疮、便血者，可加槐花、地榆等清肠止血；伴热势较盛、痞满燥实坚者，可用大承气汤以急下存阴。

（二）冷秘

【主证】大便秘结涩滞，腹痛拘急，腹满拒按，胁下偏重，手足不温，呃逆呕吐。舌苔白腻，脉弦紧。

【病机】阴寒内盛，温煦失权。

【治法】温里散寒，通便止痛。

【方药】小承气汤（《伤寒论》）合温脾汤。大黄 15 g，厚朴 6 g，枳实 9 g，附子 6 g，人参 6 g，甘草 6 g，干姜 9 g，当归 6 g，芒硝 6 g。

本方附子配大黄，用附子之大辛大热温壮脾阳，解散寒凝，配大黄泻下已成之冷积。厚朴、枳实行气导滞，芒硝润肠软坚，助大黄泻下攻积；干姜温中助阳，助附子温中散寒。人参、当归益气养血，使泻下不伤正。甘草既助人参益气，又可调和诸药。诸药协力，使寒邪祛，积滞行，脾阳复。

伴便秘腹痛者，可加木香、槟榔以助泻下之力；伴腹部冷痛、手足不温，可加高良姜、小茴香以助散寒。

（三）气秘

【主证】大便干结或不干，排便不畅，欲解不得，肠鸣矢气，腹中胀痛，嗳气频作，纳食减少，胸胁满闷。舌苔薄腻，脉弦。

【病机】气机郁滞，传导失职。

【治法】顺气导滞，降逆通便。

【方药】四逆散（《伤寒论》）合六磨汤。炙甘草6g，枳实6g，柴胡6g，芍药6g，沉香3g，槟榔3g，木香3g，乌药3g，大黄3g。

本方调肝理脾，通便导滞，适用于气机郁滞，大肠传导失职的便秘。柴胡疏肝解郁，透邪外出。白芍敛阴养血柔肝，与柴胡合用，以补养肝血，条达肝气。木香调气，乌药顺气，沉香降气，大黄、槟榔、枳实破气行滞，甘草调和诸药、益脾和中。

伴腹部胀痛甚者，可加厚朴、莱菔子以助理气；伴气逆呕吐者，可加半夏、陈皮、赭石以降逆止呕；伴七情郁结、忧郁寡言者，加合欢皮、玫瑰花以疏肝解郁；伴跌仆损伤、腹部术后、便秘不通者，可加红花、赤芍、桃仁等以活血化瘀。

二、虚秘

（一）气虚秘

【主证】大便并不干硬，虽有便意，但排便困难，用力努挣则汗出短气，便后乏力，面白神疲，肢倦懒言。舌淡苔白，脉弱。

【病机】肺脾两虚，传导无力。

【治法】补脾益肺，润肠通便。

【方药】黄芪建中汤（《金匮要略》）合小承气汤（《伤寒论》）。黄芪6g，桂枝9g，白芍18g，生姜9g，炙甘草9g，大枣3枚，饴糖30g，枳实5g，大黄6g，厚朴4g。

本方以黄芪、大枣、甘草补脾益气，桂枝、生姜温阳散寒，白芍缓急止痛，饴糖补脾缓急、润肠通便。土能生金，补脾即补肺，又配以大黄泻热通便，厚朴行气散满，枳实破气消痞，

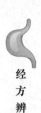

诸药合用，可以补脾益肺，润肠消痞通便。

伴脘腹痞满、舌苔白腻者，可加白扁豆、生薏苡仁以健脾祛湿；伴脘胀纳少者，可加炒麦芽、砂仁以和胃消导；伴乏力汗出者，可加白术、党参以补中益气；伴肢倦腰酸者，可加大补元煎以滋补肾气。

（二）血虚秘

【主证】大便干结，面色无华，头晕目眩，心悸气短，失眠，多梦健忘，唇甲色淡。舌淡苔白少津，脉细。

【病机】营血亏虚，津不润肠。

【治法】养血滋阴，润燥通便。

【方药】当归散（《金匮要略》）合润肠丸。当归16 g，白芍16 g，川芎16 g，生地黄16 g，麻仁9 g，桃仁6 g，枳壳9 g。

本方有养血滋阴，润肠通便的作用，适用于阴血不足，大肠失于濡润之便秘。川芎、白芍、当归、生地黄滋阴养血，麻仁、桃仁润肠通便，枳壳引气下行。

伴面白、眩晕甚者，可加玄参、何首乌、枸杞子以养血润肠；伴手足心热、午后潮热者，可加知母、胡黄连等以清虚热；伴阴血已复、便仍干燥者，可加五仁丸以润滑肠道。

（三）阳虚秘

【主证】大便干或不干，排出困难，小便清长，面色㿠白，四肢不温，腹中冷痛，或腰膝酸冷。舌淡苔白，脉沉迟。

【病机】脾肾阳虚，阴寒凝结。

【治法】补肾温阳，润肠通便。

【方药】肾气丸（《金匮要略》）合济川煎加味。当归15 g，牛膝6 g，肉苁蓉9 g，泽泻6 g，升麻3 g，枳壳3 g，山药12 g，干地黄24 g，山茱萸12 g，茯苓9 g，牡丹皮9 g，肉桂3 g，附子 6 g，火麻仁 15 g。

本方由肾气丸合济川煎加火麻仁组成。本方有温补肾阳、润肠通便的作用，适用于阳气虚衰，阴寒内盛，积滞不行之便秘。肉苁蓉温补肾阴，牛膝引药下行；附子、桂枝、火麻仁润肠通便，温补脾阳；干地黄滋阴补肾生精，配伍山茱萸、山药补肝养脾益精；当归养血润肠；升麻、泽泻、茯苓升清降浊；枳壳宽肠下气；牡丹皮活血散瘀。

伴寒凝气滞、腹痛较甚者，可加肉桂、木香以温中行气止痛；伴胃气不和、恶心呕吐者，可加半夏、砂仁以和胃降逆。

（四）阴虚秘

【主证】大便干结，状如羊屎，形体消瘦，头晕耳鸣，颧红面赤，五心烦热，潮热盗汗，腰膝酸软。舌红少苔，脉细数。

【病机】津液亏损，肠失濡养。

【治法】滋阴增液，润肠通便。

【方药】炙甘草汤（《伤寒论》）合增液汤出入。炙甘草 12 g，人参 6 g，生地黄 25 g，阿胶 6 g，麦冬 10 g，麻仁 10 g，大枣 10 枚，玄参 15 g。

本方由炙甘草汤合增液汤去桂枝组成。本方有滋阴增液、润肠通便的作用，适用于阴津亏虚，肠道失濡之便秘。重用生地黄滋阴养血；炙甘草、人参、大枣益心气，补脾气，以资气血生化之源；阿胶、麦冬、玄参、麻仁滋阴养血生津。

伴口干面红、心烦盗汗者，可加芍药、玉竹以助养阴；便秘干结如羊屎状者，可加柏子仁、瓜蒌仁以增润肠之效；胃阴不足、口干口渴者，可用益胃汤；肾阴不足、腰膝酸软者，可用六味地黄丸；若阴亏燥结、热盛伤津者，可用增液承气汤以增水行舟。

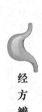

【验方】

1. 黑芝麻、胡桃仁、松子仁等分，研细，稍加白蜜冲服。用于阴虚秘者。

2. 肉苁蓉 60 g，沉香 30 g。肉苁蓉酒浸焙；沉香研末，用麻子仁汁打糊，丸如梧子大，每次 7~8 丸，白汤送服，每日 1 次。治老人、虚人便秘。

3. 当归、白芷各等分，每次 6 g，米汤送服。治血虚便秘。

4. 冬葵子 30 g，水煎浓汁，每日 1 次，不效更服。治大便数十日至 1 个月不通者。

5. 当归、肉苁蓉各 20 g，开水浸泡代茶饮。治血虚便秘。

6. 枳实 10 g，火麻仁 30 g，水煎分服。治便秘。

7. 生白术 45 g，生地黄 15 g，升麻 9 g，煎浓汁，每日 2 次。治脾虚便秘。

8. 生姜削长 6 厘米，如食指粗、涂盐。纳下部谷道，治便秘。

9. 乌梅 10 颗，水浸去核，糊丸如枣大。纳入谷道，治大便不通兼气奔冲欲死者。

10. 牵牛子半生半熟为末，每次 6 g，姜汤送服。治热秘，若未通，再以茶服。年高体弱、病后产妇忌用。

【其他疗法】

1. 针灸疗法

（1）体针：

热秘：泻大肠俞、足三里、天枢、合谷、曲池；补照海、支沟。

冷秘：补大肠俞、肾俞、支沟、照海，灸关元、神阙、气海。

气秘：泻中脘、行间、大敦、足三里，补支沟、太白。

气血虚弱：补脾俞、胃俞、气海、足三里。每日 1 次，10 次为 1 个疗程。

（2）耳针：常用穴有胃、大肠、小肠、直肠、交感、皮质下、三焦等。每次取3~4穴，中等刺激，每日1次，两耳交替进行，每日按压10次，每次3分钟。

2. 外治疗法

（1）敷脐法：活蜗牛连壳5~6个，麝香0.15 g。将蜗牛捣烂，压成饼状。用温水清洗患者脐部。75%乙醇常规消毒，待脐部干后，把麝香研为细末，纳入脐中，再把蜗牛饼敷盖在麝香末上。上盖一层塑料薄膜，塑料薄膜上敷以纱布，胶布固定，隔日1次。治热结便秘。

（2）灌肠法：番泻叶30 g，水煎成150~200 mL，灌肠；或大黄10 g加沸水150~200 mL，浸泡10分钟后，加玄明粉10 g搅拌至完全溶解，去渣，药液温度控制在40℃左右，灌肠。患者取左侧卧位，暴露臀部，将导管插入肛管10~15厘米后，徐徐注入药液，保留20分钟后排出大便。如无效，间隔3~4小时再重复灌肠。

3. 按摩

（1）腹部运气：平卧，全身放松，双目微闭，舌抵上腭，排除杂念，意守丹田。平静地腹式呼吸3分钟，每分钟6次。

（2）绕脐按摩：在运气基础上，继续进行腹式呼吸，按摩绕脐1周，呼吸1次约10秒，按摩5分钟后，再运气2分钟结束。每日3次，2周为1个疗程。

4. 食疗

（1）黑芝麻500 g，糯米200 g。先将黑芝麻炒熟，糯米炒至黄色，混合后研成粉末。然后，取药粉1汤匙，加蜂蜜1汤匙，开水冲饮，空腹服用，每日1次，连服1个月。治血虚便秘。

（2）新鲜红薯叶500 g，以花生油适量，盐少许，炒熟当

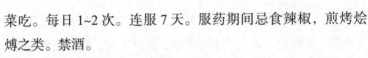

菜吃。每日1~2次。连服7天。服药期间忌食辣椒，煎烤烩煿之类。禁酒。

（3）紫苏麻仁粥。紫苏子12 g，麻子仁15 g，粳米30 g。先将紫苏子、麻子仁捣烂如泥，然后加水慢研，滤汁去渣，再同粳米煮为稀粥食用。适用于体弱年高，肺肾津枯便秘。《丹溪心法附余》载："紫苏麻仁粥，老人服之能顺气，滑大便。"《成方切用》云："麻仁阳明正药，滑肠润燥，利便除风。苏子兼走太阴，润肺通肠，和血下气，行而不峻，缓而能通，故老人产妇，气血不足者，所宜用也。"

（4）柏子仁粥。柏子仁15 g，粳米30 g，蜂蜜适量。先将柏子仁去尽皮壳杂质，稍捣烂，同粳米煮粥，待粥将成时，兑入蜂蜜，稍煮一二沸即可。每日1次，常服。《粥谱》载："柏子粥，养心悦脾舒肝。"适用于血虚、老人、体弱便秘者。

（5）郁李仁粥。郁李仁12 g，粳米30 g。先将郁李仁捣烂，水研绞取药汁，加入粳米同煮为粥，空心食之，每日2次。3天为1个疗程。孕妇不宜。

脱 肛

【概述】

直肠黏膜、肛管、直肠全层和部分乙状结肠向下移位而脱出肛门外被称为脱肛，多见于直肠或直肠黏膜脱出肛门之外。脱肛的发展过程一般分三个层次，初期往往只在排便时直肠轻度脱出，大便后常能自然回复；若忽视不顾，则往往会发展至直肠脱出，脱出后必须用手推回；如仍不及时治疗则使病情进一步加重，以致直肠脱而不收。

本证病机有虚有实，以虚证为多见，多是气虚下陷，无力固摄，最终肠脱不收成脱肛；实证由于湿热胶着，蓄积胃肠，下迫肛门而为脱肛。病因有感受外邪、素体虚弱、饮食不节、过度劳倦、久病失治等。病位在大肠，与肺、脾、胃、肾相关。

【现代医学认识及治疗】

现代医学将脱肛定义为直肠脱垂，并将其分为三度，一度脱垂、二度脱垂和三度脱垂。一度脱垂，为直肠黏膜脱出，脱出物淡红色，长 3~5 厘米，触之柔软，无弹性，不易出血，便后可自行回纳。二度脱垂，为直肠全层脱出，脱出物长 5~10厘米，呈圆锥状，淡红色，表面为环状而有层次的黏膜皱襞，触之较厚，有弹性，肛门松弛，便后有时需用手回复。三度脱垂，直肠及部分乙状结肠脱出，长 10 厘米以上，呈圆柱形，触之很厚，肛门松弛无力。

脱肛多因全身功能尤其是神经系统功能减退有关，也不排除局部因素如解剖结构缺陷和功能不全、肠源性疾病、负压增高等。

患者常有大便不尽和大便不畅，或下腹部坠痛，腰部、腹沟及两侧下肢有酸胀和沉重感觉。因直肠黏膜反复脱出暴露在外，常发生充血、水肿、糜烂、出血，故肛门可流出黏液，刺激肛周皮肤，可引起瘙痒。

治疗有注射法，包括黏膜下注射法和直肠周围注射法；直肠瘢痕支持固定术、肛门紧缩术和直肠悬吊术等手术方法。

【经方辨治】

虚多见于劳累、久病或妇人产后或老人、小儿，实多见于嗜食肥甘厚味之人，当不同病因作用于大肠，肺、脾、胃、肾的病变影响到大肠，导致肠脱肛外，便称之为脱肛。病机有虚有实，辨证需要分清虚实寒热。

本证辨证要点：一要分清虚实，本证虽以虚证多见，但临床不可先入为主，须四诊合参，准确辨别虚实。虚证以乏力、神疲、腰酸、肢体不温等为证候表现，实证以肛门灼热、口干口臭、大便秽臭等为特征。二要分清寒热，一般实证多热，虚证多寒。

根据"急则治其标，缓则治其本"的原则，辨证之前务必首先是脱肛复位。亦有久病虚劳之人，脱肛不收，见心悸、气促，汗出如珠如油，脉象微弱，即是元气将脱之象，不能作一般脱肛治之，宜先治暴脱，后治脱肛。

在治本的原则上用升提固脱法是治疗肛脱的基本原则，因脱肛与不同脏腑相关，治疗时，需辨明主证，详参兼证，四诊合参，辨证施治。

通过临床总结分类，分类经方辨治如下。

一、肺脾气虚

【主证】脱肛常在大小便后或咳嗽后发生，甚至行路站立，凡稍用力即会发生，并且倦怠无力，声低气短，头晕食少，面色萎黄，或有久咳久泻。舌质淡胖，边有齿痕，脉细软。

【病机】肺脾气虚，失于固摄。

【治法】健脾益肺，升清举陷。

【方药】黄芪建中汤（《金匮要略》）合当归芍药散（《金匮要略》）加减。黄芪30g，人参30g，炙甘草3g，白术10g，当归10g，白芍10g，干姜10g，升麻6g，柴胡6g。

本方由黄芪建中汤合当归芍药散去桂枝、生姜、大枣、川芎、茯苓、泽泻，加干姜、升麻、柴胡、人参组成。以人参、黄芪、炙甘草补益脾肺之气。白术和健脾补气，升麻、柴胡升清提阳，以加强益气举陷之功。当归润燥养血，白芍收敛和营，干姜温经散寒，对于脾肺虚寒，咳嗽、下利者尤宜。

若腹胀食少，可加健脾强胃之怀山药、焦楂曲、谷芽、麦芽、砂仁等；若正虚夹火，可加黄连、黄芩、槐花之类；若肛脱不收，可加诃子、五味子等收涩固脱。

二、肾关不固

【主证】直肠频繁滑脱，甚至滑脱不收，肛门有下坠感，并且头晕，腰酸，心悸气促，甚者汗出肢冷，小便频数，大便溏泄。舌质淡，苔薄，脉沉细。

【病机】肾气虚弱，失于固托。

【治法】补肾固托，益气升清。

【方药】八味肾气丸（《金匮要略》）和枸杞子丸（《杨氏家藏方》）。人参30g，山药30g，炙甘草3g，熟地黄30g，

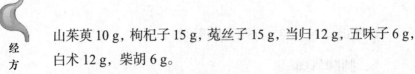

山茱萸 10 g，枸杞子 15 g，菟丝子 15 g，当归 12 g，五味子 6 g，白术 12 g，柴胡 6 g。

以人参、山药、炙甘草健脾补中，熟地黄、山茱萸、枸杞子、菟丝子温润补肾，当归养血润燥，五味子固涩下焦，柴胡升阳举陷，白术健脾补中。

老人下元虚衰，四肢不温，可加鹿茸粉，若滑脱不收，加诃子、乌梅以固涩，大便干结，加肉苁蓉、火麻仁、胡桃肉等。

三、湿热下注

【主证】肛肠外突，色红，肛门灼热肿痛，兼有口干口臭，胸闷，腹胀或身热，大便秽臭，小便短赤。舌质红，苔黄腻，脉濡数。

【病机】湿热内盛，下迫大肠。

【治法】清热泻火，健脾利湿。

【方药】栀子柏皮汤（《伤寒论》）合葵子茯苓散（《金匮要略》）加味。黄芩 10 g，黄柏 10 g，黄连 10 g，山栀子 12 g，茯苓 12 g，泽泻 10 g，葵子 10 g，升麻 6 g，生甘草 6 g。

本方由栀子柏皮汤合葵子茯苓散加黄芩、黄连、泽泻、升麻、生甘草组成。以黄芩、黄柏、黄连、山栀子清热泻火，茯苓、泽泻健脾利湿，葵子利水，升麻解毒，生甘草清热和中。

若大便秘结，可加决明子、大黄；小便深黄，加滑石、车前草。

【验方】

1. 生黄芪 30 g，升麻 10 g，五倍子 15 g，水煎服。适用于气虚脱肛。

2. 人参芦研末，每日 1 个，开水送服。治疗气虚脱肛。

3. 葱头适量，煎汤熏洗。适用于气虚脱肛。

4. 炒王不留行 30 g，研为细末，每次 9 g，每日早晚开水。适用于便秘脱肛。

5. 举肛丸：半夏、天南星、红矾、白矾各 15 g，鸡冠花（炒）、白附子各 15 g，诃子、黑附子、枳壳各 30 g，刺猬皮 2 枚，瓜蒌 1 枚，核桃仁 15 枚，水煎服。治疗泄泻虚寒脱肛。

6. 升麻（炒炭）9 g，乌梅（炒炭）6 g，紫背浮萍 5 g，共研细末，擦敷患处。治肛脱不收。

7. 石榴皮 30 g，明矾 15 g，水煎，洗患处。治肛脱不收。

8. 蜗牛 30 g，去壳，生研，猪脂和，外敷患处。治大肠久积虚冷，肛脱不收。

9. 收肛散：熊胆、儿茶、冰片适量，研细末，调涂患处。治疗湿热脱肛。

10. 熊胆 3 分磨，水点患处。适用于湿热脱肛。

11. 马勃 15 g，焙干，研末，香油调搽。治脱肛，肛门红肿。

12. 黄芩、黄连、黄柏、栀子各 10 g，煎汤，候冷，坐浴之，每日 2 次。治湿热脱肛。

13. 成人小儿脱肛妙方：胡椒 30 g，栀子、炒石榴皮各 1.5 g，五倍子 0.5 g。上药糊丸，如梧桐子大，每日 60 粒，开水送服。

14. 明矾（米粒大）7 粒，鸡蛋 1 枚，先将鸡蛋开一小孔，后将明矾纳入，置锅内煮熟，每日空腹食鸡蛋 1 枚，连用 7 天。

15. 脱肛奇方：蝉蜕适量研末，用菜油调敷肛门，立刻见效。

16. 肠脱出方：姜汁、白蜜适量。二味和匀，敷之即效。

17. 磁石末 6 g，食前，米饮调下；外用铁磨汤温洗。

18. 五味子研末，每次 9 g，入白矾 1 块，水 200 mL，煎洗立效。

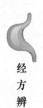

19. 芒硝 30 g，甘草 9 g，加水 3 000 mL，煎汤待温，坐浴洗肛部，每日早晚各 1 次。

【其他疗法】

1. 针灸

（1）针刺法：主穴取百会、长强、大肠俞。长强宜深刺。配穴取气海、肾俞、脾俞、足三里。配穴可交替使用。

（2）耳针：直肠下段、神门、皮质下等穴，每日 1 次，10 天为 1 个疗程。

（3）梅花针：在肛门周围皮肤散刺，增强盆腔肌肉筋膜对直肠的支持和固定作用。

（4）灸：病程较短，无炎症者，可艾灸长强穴；反复发作者，灸百会、神阙、气海穴。灸百会适用于气虚脱肛。

（5）挑：在第三腰椎至第二骶椎之间，脊柱中线旁开 1.5 寸外的纵线上任选一点进行挑治即可。

（6）火罐法：以中型口径火罐在长强穴拔罐（在穴位部先贴敷面饼，然后施术），隔 1~2 日 1 次。

（7）穴位注射法

取穴：体穴取长强、维胞，耳穴取直肠下段、脾。

药物：胎盘组织液 4 mL，维生素 B_1 100 mg。

治法：将胎盘组织液注入维胞穴，每穴 2 mL；将维生素 B_1 注入耳穴，每穴 0.1 mL，余药注入长强穴，每日 1 次，6 天为 1 个疗程。

2. 体育疗法：提肛运动

患者坚持下蹲、站立。下蹲动作每日连续 20 次。下蹲时肛门放松，站立时用力紧缩肛门，从而增强肌肉紧张力，每日 2~3 次。

积 聚

【概述】

"积"指胸腹内积块坚硬不移，痛有定处的疾病；"聚"指腹中有块聚散无常的病症。积聚指腹内结块，或胀或痛的病证统称。腹中痞块可分为两类，一类是形迹明显，触之有形，痛有定处，推之不移的癥积；一类是形迹不甚显著，触之无形、聚散无常，痛无定处而推之可移的瘕聚。但有的积癥初得之时，也可移动。久之则质硬形迹明显而推之不移。

一般认为瘕、聚病程短而易治，积癥病程长而难医。

历代医家对腹中结块的称谓很多，如《黄帝内经》称"伏梁""积息""肥气"等；《诸病源候论》称"癖"；《千金方》称"坚癥积聚"；《外台秘要》称"痃癖"；《丹溪心法》与《士材三书》称"积聚痞块"。

目前临床常以积证与聚证分类。

【现代医学认识及治疗】

根据积聚以腹内结块或胀或痛的临床表现，本篇主要讨论内科的腹腔积聚病，主要包括西医学中的腹部肿瘤、肝脾大、增生型肠结核、肠扭转、肠套叠、不完全性肠梗阻、胃肠功能紊乱、多囊肾、腹腔脓肿等。

现代治疗关键在于早期诊断，及时针对病因治疗和加强一

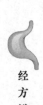

般治疗，防止病程发展。避免暴饮暴食，少食多餐；忌生冷、油腻、辛辣、醇酒；以低脂、易消化食物为主，不宜过于粗糙；调畅情志，避免诱发本病的病因。

【经方辨治】

积聚一证，皆因正虚不能抗邪外出，以致脏腑功能失调，痰湿阻络，气滞血瘀，交错凝结，而或聚或积。聚证当以调气为主，以疏肝理气、导滞化痰为基本治则。积证初期当调理肝脾，活血祛瘀；中期宜补攻兼施，软坚散结；后期则以扶正培本为主，佐以化瘀通络为治。

一、积证

（一）肝郁脾虚

【主证】两胁隐痛，脘腹胀满，或可触及包块，质尚软，嗳气吞酸，恶心纳差，体倦少力，大便或溏。舌淡红，苔薄白或白腻，脉弦细。

【病机】脾虚湿困，肝失疏泄。

【治法】疏肝和胃，健脾化湿。

【方药】逍遥散（《太平惠民和剂局方》）加减。柴胡10 g，当归12 g，赤芍、白芍各10 g，白术12 g，茯苓15 g，郁金10 g，香附10 g，半夏10 g，炙甘草9 g。

本方由逍遥散去生姜、薄荷，加赤芍、郁金、香附、半夏组成。方中逍遥散行气解郁，郁金、香附活血散瘀止痛，半夏散结行滞。

吞咽不利者，加砂仁、旋覆花、赭石以化痰降逆；腹痛甚，加川楝子、延胡索、三七粉以活血理气止痛；大便色黑，加地榆炭、牡丹皮、大黄、三七粉以凉血止血化瘀。

（二）气滞血瘀

【主证】脘腹及两胁或可触及包块，质硬不移，脘腹刺痛，痛有定处，面色晦暗，皮肤甲错，或见呕血、黑便。舌质紫暗，或有瘀斑，苔薄白或腻，脉细涩。

【病机】积之日久，气血凝滞。

【治法】活血化瘀，软坚散结。

【方药】积块在胞宫者：用桂枝茯苓丸（《金匮要略》）加味。桂枝 10 g，茯苓 10 g，牡丹皮 10 g，桃仁 10 g，芍药 10 g，香附 6 g，陈皮 6 g。

本方以桂枝茯苓丸加香附、陈皮组成。

瘀血阻滞较甚者，方中加丹参、川芎以活血祛瘀；出血多者，加茜草、蒲黄以活血止血。

积块在脘腹者：用三棱汤（《素问宣明论方》）合失笑散（《太平惠民和剂局方》）。三棱 10 g，莪术 10 g，当归 10 g，白术 12 g，木香 6 g，槟榔 10 g，蒲黄 10 g，五灵脂 10 g。方中三棱汤行气活血，失笑散去瘀止痛。

见呕血、便血者，加焦栀子、仙鹤草、血余炭、三七粉以凉血止血；大便秘结者，加大黄、生地黄以通腑泄热；脘腹胀满加枳实、厚朴以理气消胀。

积块在两胁者：可用膈下逐瘀汤（《医林改错》）加味。香附 10 g，乌药 10 g，枳壳 15 g，当归 10 g，川芎 10 g，赤芍、白芍各 10 g，牡丹皮 10 g，桃仁 10 g，红花 10 g，五灵脂 10 g，元胡、青皮、陈皮各 10 g，穿山甲 15 g，柴胡 12 g，郁金 10 g。

本方由膈下逐瘀汤加白芍、青陈皮、穿山甲、柴胡、郁金组成。膈下逐瘀汤攻逐两胁积块，以活血祛瘀，行气止痛，穿山甲、郁金行气破癥，柴胡解郁，白芍益阴通络，青、陈皮理气和胃。

发热，加知母、水牛角；黄疸，加茵陈、金钱草、郁金利

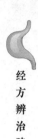

胆退黄；吐血、黑便，加仙鹤草、侧柏叶，三七粉以止血；胁痛，加川楝子、延胡索以理气止痛；腹胀尿少，加厚朴、车前子、大腹皮以行气利水。

（三）痰阻湿盛

【主证】恶心呕吐，脘痞腹胀，纳差少食，痰核累累、困倦乏力或伴身黄目黄。舌胖淡，边有齿痕，苔滑或腻，脉滑或濡细。

【病机】湿阻痰凝，气机不畅。

【治法】理气化湿，软坚散结。

【方药】二陈合平胃散汤（《太平惠民和剂局方》）加味。陈皮 10 g，半夏 12 g，茯苓 15 g，浙贝母 10 g，苍术 10 g，厚朴 10 g，薏苡仁 30 g，生牡蛎（先煎）30 g，胆南星 6 g，白芥子 6 g，枳壳 15 g，山楂 15 g，丹参 30 g。

本方由二陈汤合平胃散理气化湿畅中，更加软坚散结之浙贝、牡蛎，化痰散结，胆南星、白芥子、薏苡仁，行瘀之山楂、丹参，理气之枳壳组成。

脘腹胀满，加木香、乌药以行气消胀；兼食滞，加鸡内金、槟榔以消积助运；小便短少，加泽泻、车前子、泽兰以化湿利水。

（四）湿热瘀阻

【主证】身目黄染，黄色鲜明，恶心或呕吐，口干苦或口臭，胁肋灼痛，脘闷，或纳呆，或腹胀；小便黄赤，大便秘结或黏滞不畅。舌暗红，苔黄腻，脉弦涩或弦滑或滑数。

【病机】湿热壅盛，瘀血阻滞。

【治法】清热利湿，通腑祛瘀。

【方药】茵陈蒿汤（《伤寒论》）合失笑散（《太平惠民和剂局方》）。茵陈（后下）18 g，栀子 6 g，大黄（后下）6 g，炙甘草 10 g，五灵脂 6 g，蒲黄 6 g。

气滞者，方中加香附以通腑行气；疼痛较剧者，加乳香、没药以化瘀止痛。

（五）阴虚内热

【主证】脘腹胀满，口干思饮，头晕耳鸣，形瘦体弱，积块坚硬，小便短赤，大便秘结。舌红或绛，少苔或无苔，脉细数。

【病机】阴虚内热，气血瘀结。

【治法】滋阴清热，益气通络。

【方药】一贯煎（《续名医类案》）加减。沙参 15 g，麦冬 12 g，石斛 15 g，佛手 15 g，枳壳 12 g，延胡索 10 g，莪术 10 g，山楂 30 g，生地黄 15 g，川楝子 10 g，太子参 30 g。

本方由一贯煎去当归、枸杞，加石斛、太子参益气养阴；佛手、枳壳理气和肝；延胡索、莪术、山楂化瘀止痛散结。

口干甚，加天花粉以养阴生津；大便干结，加生地黄、玄参以增液通便；疼痛，加白芍、三七粉以理气缓急止痛；潮热盗汗，加青蒿、龟甲、鳖甲以滋阴清热；尿少，加滑石、木通以清热利水；目黄，加茵陈以退黄。

（六）气血双亏

【主证】面黄或黧黑，形瘦脱形，少气乏力，疼痛剧烈，积块坚硬如石，不思饮食，动则眩晕，自汗盗汗，虚烦不寐。舌胖淡，边有齿痕，苔白或腻，脉沉细无力。

【病机】痰瘀胶固，正气大伤。

【治法】大补气血，消瘀化积，攻补兼施。

【方药】鳖甲煎丸（《金匮要略》）合八珍汤（《医学心悟》）加减。鳖甲 20 g，射干 9 g，黄芩 9 g，柴胡 9 g，鼠妇 9 g，干姜 9 g，大黄 9 g，芍药 10 g，桂枝 9 g，葶苈子 9 g，厚朴 9 g，牡丹皮 10 g，凌霄花 9 g，半夏 10 g，土鳖虫 10 g，阿胶 9 g，桃仁 9 g，党参 18 g，白术 10 g，茯苓 10 g，当归 10 g，川芎 10 g，熟地黄 15 g，炙甘草 10 g。

方中鳖甲煎丸攻补兼施，行气化瘀，除痰消癥。八珍汤顾护气血。

大便溏泄，加山药、薏苡仁以健脾止泻；口干思饮，加天花粉、石斛以养阴润燥；便秘，加肉苁蓉、火麻仁、郁李仁润肠通便。

二、聚证

（一）肝郁脾虚

参见"积证"。

（二）食滞痰阻

【主证】脘腹胀满，时或触及包块，或聚或散，部位不定，腹痛纳差，便秘。舌淡、苔滑或腻，脉弦滑。

【病机】脾运失司，痰食交阻。

【治法】消导通腑，健脾理气。

【方药】沉香化滞丸（《万病回春》）加味。沉香（后下）3 g，大黄 5 g，三棱、五灵脂、莪术 6 g，香附 10 g，陈皮 10 g，木香 6 g，砂仁 4 g，槟榔 10 g，厚朴 6 g，枳实 10 g，麦芽 20 g，山楂 30 g，鸡内金 10 g。

本方由沉香化滞丸加味组成，以槟榔易牵牛子，加麦芽、鸡内金。

苔白腻、脘痞者，加菖蒲、苍术以助健脾燥湿之力；苔黄腻者，加黄连、薏苡仁以清热化湿；腹胀甚，加炒莱菔子；大便秘结，加大黄以清热通便；舌有瘀斑，加当归尾、赤芍、丹参以化瘀通络；大便溏泄，去槟榔，加党参、薏苡仁、山药以健脾止泻。

（三）气滞血瘀

参见"积证"。

【验方】

郁金200 g，土鳖虫100 g，生鸡内金200 g，酥鳖甲200 g，共研细末，每次5 g，每日3次，开水送服。

【其他疗法】

1. 外治

（1）大黄、朴硝各30 g，为细末，以大蒜同捣膏后贴于积块处。

（2）艾叶适量，拣梗及粗枝，取茎，滴少许醋，于锅内炒热，装于纱布袋中，交替熨积处。

（3）穿山甲、五灵脂、巴豆、大蒜10 g，前二味为末，同后二味共研如泥，做饼子，以纱布裹，安放脐中。

2. 导引

可采用"郭林新导引""真气运行法""内养功""香功""大周天导引"等诸功法，可起到强身健体，疏通经络的作用，可作为本病证的辅助治疗方法。

【概述】

痢疾是以大便次数增多，腹痛，里急后重，下利赤白脓血为临床症状的病证。本病多因外感时邪、内伤饮食所致，发病与人体正气强弱及所感病邪有关。

本病历代名家命名各有不相同，《内经》称为"肠澼""赤沃"；《金匮要略》称为"热利""下利"；宋代《济生方》明确提出"痢疾"名称；金元时期将互相传染者称为"疫痢"。

痢疾以病因命名者有：热痢、阴虚痢、寒痢、寒湿痢、暑痢、疫痢、积痢、食痢、虚痢等。以痢疾大便的颜色命名者有：赤痢、白痢、五色痢、脓血痢等。以痢疾症状特点命名者有：噤口痢、泻痢、泄痢、滑痢、蛊痢等。以痢疾病程命名者有：暴痢、久痢、休息痢、疟后痢等。

【现代医学认识及治疗】

目前临床多以急性痢疾（暴痢）和慢性痢疾（久痢）而分类。

痢疾为临床常见病症，可见于多种疾病过程中，现代医学的急慢性细菌性痢疾、急慢性阿米巴肠病、慢性非特异性溃疡性结肠炎等均属于中医"痢疾"的范畴。其他如慢性结肠炎、细菌性食物中毒、克隆病等，若临床表现与本病症相符，也可参照本病辨证施治。结肠恶性肿瘤在发展过程中也可发生类似慢性痢疾症状，应及时查明，以采取相应措施加以治疗。

现代医学的一般治疗要求患者多卧床休息，饮食以流质、半流质为主，忌多渣、难消化或有刺激性的食物，配合相应的对症治疗。

【经方辨治】

痢疾一证，当先分急性、慢性。急性痢疾发病急骤，病程较短，泻下脓血多鲜紫，常为邪实之症。慢性痢疾发病缓慢，病程多长，腹痛较轻，泻下黏液多白冻，常为正虚之证。在急性痢疾范畴，湿热痢最为多见，寒湿痢较少，白多赤少者，湿热偏于气分；赤多白少者，湿热偏于血分；若纯白无赤，或泻下如鱼脑者，寒湿痢居多。急性痢疾来势凶猛，若痢下无度、高热、神昏、抽风者，当属疫毒痢；若痢下频繁，恶心泛吐，甚则水浆难入者，当是噤口痢；在慢性痢疾范畴，若痢久正虚，低热不退，头昏心烦者，当属阴虚痢；如若痢久滑脱难禁，形寒而四肢不温者，当属虚寒痢；再如慢性痢疾反复发作，时作时止，则为休息痢。一般说来，慢性痢疾多因暴痢失治、误治日久，迁延不愈，转化而来。且慢性痢疾如调养失宜，或复感外邪，饮食不慎，又常可急性发作，在辨证时要认真审慎。

一、湿热痢

【主证】腹痛，里急后重，下利赤白，稠黏气臭，肛门灼热，小便短赤，或发热恶寒，头痛身困。舌红，苔黄腻，脉滑数。

【病机】湿热壅滞，郁涩肠道，气血瘀结。

【治法】清肠化湿，调气和血。

【方药】芍药汤（《素问病机气宜保命集》）加味。黄芩 10 g，黄连 10 g，当归 10 g，白芍 15 g，木香 6 g，槟榔 10 g，大黄6g，炙甘草10g，肉桂5g，枳壳10g。

本方由芍药汤加枳壳组成。芍药汤调气和血，清热燥湿止痢，枳壳行气宽中。初起兼有表证，症见恶寒、头痛，方中加葛根、荆芥、连翘，或先用人参败毒散以疏表邪。

热重下利，赤多白少，或纯赤痢者，加白头翁、金银花、牡丹皮、马齿苋以清热解毒和营；湿重下利白多赤少，腹胀满者，加苍术、厚朴、陈皮以和中化湿；夹食滞者，加山楂、建曲、麦芽以消导积食。

二、疫毒痢

【**主证**】发热急骤，壮热口渴饮冷，头痛烦躁，甚则昏迷痉厥，痢下脓血鲜紫相杂，腐臭难闻，腹痛剧烈，里急后重，肛门灼热下坠。舌质红绛，苔黄腻或黄燥，脉滑数。

【**病机**】疫毒炽盛，熏灼肠道，逆传心肝。

【**治法**】清热凉血，解毒清肠。

【**方药**】白头翁汤（《伤寒论》）加味。白头翁10g，秦皮10g，黄连10g，黄柏10g，苦参15g，金银花15g，生地榆18g，赤芍6g，牡丹皮10g，甘草6g，生地黄12g。

本方由白头翁汤加清热解毒的金银花、苦参；凉血的生地、牡丹皮、赤芍组成。

高热神昏者，加犀角，另服紫雪散或至宝丹以清营凉血解毒；痉厥抽搐者，加钩藤、石决明以镇肝息风；面色苍白、四肢厥逆、汗出喘促、脉细弱者，急服参附汤以回阳救逆，不能口服时，可用鼻饲，并配合针灸等治疗；腹痛剧烈、大便不爽者，可加生大黄以荡涤热毒，本证来势急骤，病情危重，老人小儿罹此，昏迷惊厥等症状常出现在下利之前，尤为险恶，应采用综合措施进行抢救。

三、噤口痢

【主证】下利频急，恶心呕吐，或食入即吐，甚至水浆不入，胸脘痞闷，精神疲乏。舌质红，苔黄腻，扪之少津，脉濡数或虚数。

【病机】湿热熏蒸，滞肠攻胃，胃逆不降。

【治法】清热解毒，和胃降逆。

【方药】开噤散（《医学心悟》）加减。石菖蒲 6 g，石莲子 18 g，黄连 6 g，人参 10 g，茯苓 12 g，陈仓米 18 g，清半夏 6 g，荷叶 6 g，大黄 3 g，陈皮 6 g。

本方由开噤散去丹参、冬瓜子，加大黄组成。胃阴大伤、舌质红绛而干、脉细数者，方中去人参、陈皮加西洋参、石斛、麦冬以养阴生津；呕吐频繁或者呃逆、口噤绝粒不进者，此为胃气衰败，宜重用人参加麦冬、石斛以扶养气阴，稍佐佩兰叶、蔷薇花露之类以芳香化浊；若呕吐剧烈而汤水难以沾唇者，亦可用本方浓煎作保留灌肠，待呕逆缓解后再行口服。

四、寒湿痢

【主证】痢下赤白黏冻，白多赤少，或纯为白色黏液，腹痛腹胀，里急后重，头身困重，胸脘痞闷，饮食乏味，口黏不渴。舌质淡，苔白腻，脉濡缓。

【病机】寒湿内盛，滞留肠道，遏阻气机。

【治法】温中燥湿，散寒导滞。

【方药】胃苓汤（《丹溪心法》）加减。干姜 10 g，白术 12 g，苍术 12 g，厚朴 10 g，茯苓 15 g，木香 6 g，枳实 10 g，肉桂 3 g，陈皮 10 g，甘草 6 g。

本方由胃苓汤去猪苓、泽泻，加木香、枳实组成。胃苓汤有健脾和中利湿之效。木香枳实有行气理滞之功。

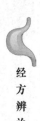

寒邪较著者，方中加肉桂以散寒调气；食滞者，加炒山楂、炒麦芽、建曲以消导积滞；呕吐者，加制半夏、生姜以和胃降逆；因贪凉饮冷而致者，加草豆蔻、砂仁以温中散寒。

五、阴虚痢

【主证】痢久迁延不愈；泻下赤白夹杂，或脓血稠黏如冻，量少难出，脐腹灼痛，里急后重，或虚坐努责，形体消瘦，心中烦热，或午后低热，体倦乏力，口渴喜冷饮。舌质红绛而干，或有裂纹，少苔，脉细数。

【病机】湿热恋肠，耗阴伤津，阴虚火旺。

【治法】养阴清热，和血止痛。

【方药】黄连阿胶汤加味（《伤寒论》）。黄连 12 g，黄芩 6 g，阿胶 10 g，当归 10 g，白芍 10 g，地榆炭 6 g，干姜 6 g，炙甘草 6 g。

本方由黄连阿胶汤加当归、干姜、地榆炭组成。方中黄连、黄芩、阿胶清热坚阴止痢；芍药、甘草、当归养血和营，缓急止痛；少佐干姜以制芩、连苦寒太过；生地榆凉血止血而除痢。

虚热灼津而见口渴、尿少、舌干者，方中可加沙参、石斛以养阴生津；痢下血多者，加牡丹皮、墨旱莲以凉血止血；湿热未清，有口苦、肛门灼热者，加白头翁、秦皮清热祛湿。

六、虚寒痢

【主证】痢久不愈，痢下稀薄，夹有白冻，或呈暗紫色，里急后重，甚或滑泻难禁，或脱肛，或虚坐努责，腹部隐痛，形寒畏冷，面黄肢厥，食少神疲，口淡不渴。舌质淡，苔薄白，脉细数。

【病机】脾肾虚寒，寒湿滞肠，阻遏气机。

【治法】温补脾肾，收涩固脱。

【方药】桃花汤（《伤寒论》）合真人养脏汤（《证治准绳》）。人参15 g，白术10 g，干姜10 g，肉桂6 g，粳米20 g，炙甘草6 g，赤石脂10 g，诃子5 g，罂粟壳5 g，肉豆蔻10 g，白芍6 g，当归10 g，木香6 g。

方中人参、白术、干姜、肉桂温肾暖脾；粳米、炙甘草温中补脾；诃子、罂粟壳、肉豆蔻、赤石脂收涩固脱；当归、白芍养血行血；木香行气止痛。

积滞未尽者，方中应少佐消导积滞之品，如枳壳、山楂、神曲等。痢久脾虚气陷，导致少气脱肛者，加黄芪、柴胡、升麻、党参以补中益气，升清举陷。

七、休息痢

【主证】下利时发时止，日久难愈，发作期里急后重，大便夹有白冻或呈酱赤色。舌淡苔腻；脉濡缓或虚数。休止期倦怠，怯冷，嗜卧，纳谷不香，食后作胀，腰腹冷痛。舌淡苔薄白，脉细弦或无力。

【病机】久痢伤正，湿热留滞，传导失职。

【治法】发作期以温中清肠，调气化滞为主；休止期以调理脾胃为主。

【方药】发作期：用连理汤（《张氏医通》）加味。党参12 g，白术15 g，干姜10 g，黄连6 g，木香6 g，地榆15 g，茯苓12 g，炙甘草10 g，当归10 g，白芍10 g。

本方由连理汤加木香、地榆、当归、白芍组成。连理汤理中健脾，清热除湿。当归白芍和血，木香行气，地榆凉血止血。

偏于湿热者，加白头翁、马齿苋以清热燥湿；偏于寒湿者，加苍术、草果仁以温化寒湿；积滞较著者，加槟榔、枳壳或用

痢

疾

《千金方》温脾汤以温中散寒，通腑导滞；寒痢错杂，久痢不已者，可将乌梅丸改为汤剂服用，以温脏散寒，化湿止痢；若痢发不已，时作时止，色如果酱者，可在服上方的同时，选用鸦胆子仁，成人每次 15 粒，胶囊分装，饭后服用，连服 7~10 天。

休止期：用香砂六君子汤（《时方歌括》）。党参 12 g，白术 10 g，半夏 6 g，木香 6 g，茯苓 12 g，陈皮 10 g，砂仁 4.5 g，炙甘草 6 g。

偏于脾虚而便溏者，加山药、薏苡仁、扁豆以健脾利湿；偏于肾阳虚者，加肉豆蔻、补骨脂、吴茱萸以温肾止痢；夹有肝郁乘脾者，加入白芍、防风以缓肝；中气下陷者，宜改用补中益气汤加枳壳、桔梗治之。

【验方】

1. 单验方

（1）赤痢：干姜烧黑存性，候冷为末，每日 3 次，每次 3 g，米汤送服。

（2）白痢：怀牛膝 100 g 捣碎，白酒 500 mL 浸泡之，每次 25~50 g，每日 3 次。

（3）赤白痢：薤白 100 g，糯米一小碗煮粥，每日 2~3 次，以饱为度。

（4）噤口痢：五谷虫（蛆）洗净，置陈年瓦上焙成灰，以 3~9 g 放入粥中和之，先令患者嗅其味，后食其粥。

（5）湿热痢：取地锦、辣蓼、马齿苋、铁苋菜、穿心莲、凤尾草、白头翁、地榆等，任选 1~2 种，每日 30~60 g(鲜者加倍)，水煎服，每日 2~3 次。

（6）虚寒痢：取活鳝鱼，去内脏，洗净切段，放瓦上焙枯成炭，研成粉，每次 3 g，以红糖拌合，热陈酒送服。

（7）休息痢（阿米巴痢疾）：鸦胆子去皮壳，桂圆肉包裹，饭后吞服，第1天每次20粒，第2天每次10粒，第3天每次8粒，连服7~10天。或每日用白头翁30 g、石榴皮（鲜者加倍）30 g，水煎服，每日3次，连服7~15天。

2. 常用中成药

（1）香连丸

功用主治：清热燥湿，行气止痛。用于湿热泻痢。

用法用量：每次3~6 g，每日2~3次，小儿酌减。

（2）肠胃康颗粒

功用主治：清热除湿化滞。用于湿热泻痢。

用法用量：开水冲服，每次8 g（1袋），每日3次。

（3）泻痢固肠片

功用主治：调胃化湿，益气固肠。用于脾胃虚弱，久痢脱肛，腹胀腹痛，肢体疲乏。

用法用量：每片0.6 g，每次4片，每日2次。忌生冷油腻物。

（4）结肠炎丸

功用主治：调和肝脾，涩肠止痛。用于肝脾不和，泻痢腹痛。

用法用量：每次5 g，每日3次。

（5）克痢痧胶囊

功用主治：解毒辟秽，理气止泻。用于泄泻，痢疾和痧气（中暑）。

用法用量：口服，每次2粒，每日3~4次，中病即止。

（6）固本益肠片

功用主治：健脾温肾，涩肠止泻。用于脾虚或脾肾阳虚所致久痢。

用法用量：每次4片，每日3次。

（7）补脾益肠丸

功用主治：补中益气，健脾和胃，涩肠止泻。用于脾胃虚弱者。

用法用量：每次 6 g，每日 3 次。

（8）四神丸

功用主治：温肾暖脾，涩肠止泻。用于脾肾阳虚之久泻、久痢。

用法用量：每次 9 g，每日 2 次。

【其他疗法】

1. 保留灌肠

（1）白头翁 15 g，黄柏、黄连各 10 g，煎水 200 mL，候温，保留灌肠。每日 1 次，连用 3~7 天。适用于急性痢疾。

（2）10% 大蒜浸出液 100~200 mL，保留灌肠，每日 1 次，连续 7 天。用于急、慢性痢疾。

2. 针灸

（1）针灸治疗痢疾有很好的效果，可单用，亦可配合方药使用。取穴天枢、气海、水分；或取足三里、上巨虚。用泻法，留针 30~60 分钟，若泻痢不止，可配用止泻穴（脐下 2 寸半）。

（2）耳针：选用小肠、大肠、直肠下段、神门、交感等穴位。

霍 乱

【概述】

霍乱者，上吐下泻，反复不宁，挥霍撩乱之谓。临床以起病急骤，吐泻交作为主要表现。霍乱在民间又有"发痧""痧气""绞肠痧""吊脚痧""瘪螺痧"等名称。

本病多发生于夏秋季节，主要是由外感时邪，内伤饮食，致脾胃功能受损，盖脾气升则健，胃气降则和，升降失司，清气不升，浊阴不降。清浊混杂，乱于胃肠，而发是病。

【现代医学认识及治疗】

现代医学中的急性胃肠炎、食物中毒、霍乱，以及其他急性胃肠疾病可属于中医"霍乱"的范畴。

霍乱是由霍乱弧菌引起的肠道传染病，主要传染源为患者和带菌者。患者在发病期一般可连续排菌5天，也有2周以上者。人群对霍乱弧菌普遍易感，本病隐性感染较多。在我国，霍乱流行季节为夏秋季，以7~10月为多。

霍乱是一种自限性疾病，可用口服补液或静脉补液疗法治愈患者，如果补液及时，几乎可避免所有死亡，只是患者在霍乱发生地通常难于获得有效和及时的治疗。尽快补充丢失液体的补液是非常有效而简便的疗法；在疾病急性期根据抗生素敏感试验选用敏感药物可降低疾病严重性，减少腹泻量，缩短泻吐期和排菌期。

【经方辨治】

霍乱主要因外感时邪，饮食不慎，以致实邪中阻，中焦气机失调，清浊相干而发病。故在治疗时，应以芳香化浊、化湿和中为原则。本病症又因吐泻暴作，发展迅速，可出现亡阳亡阴危候，又当施以益气养阴、回阳救逆诸法救治。

一、寒湿证

【主证】病多由盛夏饮食生冷而发。症见吐泻交作，脘痞腹胀，腹痛肠鸣；或伴寒热身困，骨节疼痛。舌淡红，苔白或白腻，脉濡。

【病机】寒湿伤中，升降失调。

【治法】利水渗湿，温阳化气。

【方药】五苓散加味。桂枝9g，白术15g，茯苓18g，泽泻6g，猪苓6g，薏苡仁15g，汉防己9g，苍术4.5g。

本方由五苓散加薏苡仁、防己、苍术构成。泽泻、猪苓、茯苓淡渗利水，白术、桂枝健脾化湿，温阳化气利水。薏苡仁利水渗湿，健脾止泻，防己祛风除湿，苍术健脾燥湿。

二、湿热证

【主证】吐泻频作，泻下臭秽，腹痛腿痛，心烦口渴，小便短赤。舌红，苔黄腻，脉数。

【病机】暑湿秽浊，阻遏中焦。

【治法】清热化湿，辟秽泄浊。

【方药】燃照汤加减。半夏6g，厚朴6g，滑石（包煎）20g，白豆蔻4g，黄芩10g，淡豆豉10g，佩兰10g，白芍15g，竹茹6g，薏苡仁15g。

本方由燃照汤去草果、山栀子、省头草加白豆蔻、佩兰、白芍、竹茹、薏苡仁构成。淡豆豉解表除烦，宣发郁热，黄芩清热燥湿、泻火解毒，半夏、厚朴燥湿化痰、行气消痞，滑石清热利尿，白豆蔻化湿行气，佩兰芳香化湿，醒脾开胃，白芍柔肝养血，竹茹清热化浊，薏苡仁健脾利湿。

小便短少，加车前草、泽泻以利湿清热；转筋拘急，加木瓜以柔肝舒络。

【验方】

单验方

1. 黄芩、焦栀子、豆豉各 4.5 g，蚕沙 9 g，制半夏、橘红各 3 g，蒲公英 12 g，鲜竹茹 6 g，黄连 2 g，吴茱萸 0.5 g，水煎分服。

2. 金银花、蒲公英、丝瓜、丝瓜叶，捣汁冲服。

3. 芦根、麦冬适量煎汤服，或梨肉煎汤服。主治烦渴不止，尿少。

4. 痧药，每次 0.75 g。主治腹痛吐泻，甚则牙关紧闭。

5. 行军散，每次 0.3~0.9 g，每次 1~2 次。

6. 藿香正气水，每次 5~10 mL，每日 2 次。

7. 纯阳正气丸，每次 3~5 g，每日 2 次。

8. 周氏回生丹，每次 10 粒，每日 2 次。

9. 西黄痧气丸，每次 10 粒，每日 2~3 次。主治霍乱伴发热神昏、烦躁不安、腹中绞痛、转筋拘挛者，真霍乱亦可配用此药。

【其他治法】

1. 针灸

寒湿霍乱：针中脘、天枢、关元、足三里，灸神阙。

湿热霍乱：针刺曲泽、委中、曲池、内关、承山等穴。

霍乱

181

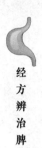

2. 以皂角末、通关散或痧药吹鼻取嚏。主治霍乱而突然昏仆不醒者。

3. 用棉纱线、苎麻绳或瓷碗口蘸菜油，取肩、颈、脊背、胸前、胁肋、膝弯、臂弯等处自上而下刮之，以皮肤呈现紫红色为度。

4. 以炒盐、炒大葱等乘热熨敷肛脐。